Sakina K. Sievers | Nirgun W. Loh

Alles Gute für die Leber

Heilung für das Holzelement

ShenDo Verlag

Die in diesem Buch beschriebenen Anwendungen und Tipps sind von der Autorin mit größter Sorgfalt dargestellt. Die Informationen sind jedoch keine medizinischen Empfehlungen und ersetzen nicht den Rat und die Hilfe eines Arztes. Bei ungeklärten oder ernsthaften körperlichen oder seelischen Problemen sollte unbedingt ein Arzt, Heilpraktiker oder Psychotherapeut konsultiert werden, bevor die Anwendungen beginnen. Die Autorin und der Verlag übernehmen keinerlei Haftung für eine etwaige Beeinträchtigung der Gesundheit, die sich aus dem Gebrauch oder Missbrauch der in diesem Werk dargestellten Methoden ergeben könnte.

Die Deutsche Nationalbibliothek verzeichnet diese Publikation in der Deutschen Nationalbibliografie; detaillierte bibliografische Daten sind im Internet über www.dnb.de abrufbar.

Vierte Auflage

www.shendo-verlag-institut.de

Kontakt: ShenDo Verlag
D-23948 Stellshagen, Dorfstraße 24 A
info@shendo-verlag-institut.de

Bildquellen

Umschlag: Matthew Steen – © fotolia.com

Coverinnenseite: # 82116475 – © fotolia.com

Doppelseite 6/7: Alexandr Vasilyev – © fotolia.com; Rishikesh-yogpeeth – unsplash.com; Artmann Witte – © fotolia.com; Wayhome Studio – © stock.adobe.com; Dragos Condrea – © stock.adobe.com; Jeancliclac – © fotolia.com; Kzenon – © fotolia.com; Melany Dieterle – © fotolia.com; Barabanschikov – © fotolia.com; Oleg Kovalevich – © stock.adobe; ArTo – © stock.adobe.com; T_kosumi – © stock.adobe

Seite 12: Aruna Palitzsch-Schulz – © shendo-verlag.de

Doppelseite 32/33, Seiten 38, 42, 44, 46, 48, 50, 52 53, 55: Bernhard Oberdieck – © shendo-verlag.de

Seiten 37, 41, 45, 48, 49, 51, 54: Aruna Palitzsch-Schulz – © shendo-verlag.de

Seite 56: Sofie Zbořilová – pixabay.com; hermelin – pixabay.com

Seite 57: thaciastirling – pixabay.com; tanja Hoppmann – © fotolia.com

Doppelseite 58/59: Swetlana Wall – © stock.adobe; Yann – © fotolia.com; Tan Kian Khoon – © fotolia.com; yanadjan – © stock.adobe.com; Ewa Kubicka – © fotolia.com; Jon Sailer – unsplash.com; Pixaterra – © stock.adobe.com; Blacksock – © fotolia.com; Hanna Balan – unsplash.com; Ilona Frey – unsplash.com; Jaruniv-Studio – © stock.adobe; Louis Hansel – unsplash.com

Doppelseite 70/71: Monia – © fotolia.com; Patrizia Tilly – © fotolia.com; Idee23 – © fotolia.com; Saksit – © stock.adobe.com; Jeffrey van Daele – © fotolia.com; Alina Vilchenko – pexels.com; # 229164241 – bigstockphoto.com; # 2696947 – pixabay.com; Stefan Schmidt – © fotolia.com; Rita Kochmarjova – © fotolia.com; Si.re-flex – © fotolia.com; Lassedesignen – © fotolia.com

Lektorat: Michael Thomae
Layout und Satz: Carola Klinke
Bildcollagen: Nirgun W. Loh

Printed in Germany
ISBN 978-3-943986-30-3

Inhalt

Die Leber und das Holzelement

Leber und Gallenblase werden in der Traditionellen Chinesischen Medizin (TCM) dem Holzelement zugeordnet. Die Holzenergie ist im Frühjahr am deutlichsten spürbar: Die Dunkelheit des Winters wird durch die Frühlingssonne vertrieben, das erste Grün lässt die Lebensgeister erwachen und die milden Temperaturen locken uns aus dem Haus.

Die Energie des Frühlings

Die erwachende Kraft des Frühlings, die den Körper mit Lebensenergie durchströmt, erleben wir auch am Morgen, bei einer frischen Brise oder in der spontanen Lebendigkeit eines kleinen Kindes. Sie wird durch einen Keimling symbolisiert, der seine Samenkapsel sprengt, sich durch die Erde kämpft und an die Oberfläche drängt. Er möchte nichts anderes als zum Licht wachsen und entwickelt dafür ein ungeheures Durchsetzungsvermögen.

Das Holz liebt die Freiheit. Es schenkt uns Abenteuerlust, den Wunsch, »über den Tellerrand zu schauen« und ins Unbekannte aufzubrechen. Es gibt uns das Lebensgefühl des kleinen Jungen aus »Peter und der Wolf«, der erfüllt von kühner Neugier die Gartenpforte öffnet und hinausgeht auf die große grüne Wiese.

Mit dieser unbefangenen, mitunter frechen und leichtsinnigen Energie haben wir den Mut, unsere Komfortzone zu verlassen und neue Wege zu beschreiten. In jeder Veränderung erkennen wir die Chance für einen Neubeginn. Wir haben die Sehnsucht uns weiterzuentwickeln und das, was in uns schlummert, in die Welt hinauszubringen.

Wird die Holzenergie jedoch immer wieder ausgebremst, trauen wir uns irgendwann nicht mehr, uns zu entfalten und den Raum einzunehmen, der uns zusteht. Beschnitten wie ein Bonsai, empfinden wir jede neue Situation als schwer zu lösende Aufgabe, unsere Stimmung ist niedergedrückt und wir sind frustriert. Häufig fühlen wir uns dann im Frühling nicht wohl, sind ein schlechtgelaunter Morgenmuffel und mögen keinen Wind. All das sind Zeichen, dass das Holzelement nicht im Gleichgewicht ist und Leber und Gallenblase Unterstützung brauchen.

Die Organe des Holzelements

Die Organe sind aus Sicht der Chinesischen Medizin nicht nur funktionelle Körperteile, die bestimmte Aufgaben erfüllen, sondern sie beherbergen die verschiedenen geistig-seelischen Kräfte des Menschen, die sich in seinem Verhalten, Denken und Fühlen widerspiegeln.

Schon vor tausenden von Jahren entdeckte man in China den direkten Zusammenhang zwischen dem Gefühlsleben eines Menschen und seinem körperlichen Empfinden. Wenn wir also von Leber und Gallenblase sprechen, ist damit immer ein gesamter Funktionskreis gemeint, beziehungsweise das Lebensprinzip, das durch diese Organe verkörpert wird. Der Energiezustand der Organe hat eine unmittelbare Auswirkung auf den Gefühlszustand des Menschen. Den Organen sind die Meridiane zugeordnet, die den ganzen Körper mit Lebensenergie versorgen. Über diese Energiebahnen werden alle körperlichen, emotionalen, geistigen und spirituellen Funktionen gesteuert. Eine Behandlung der Meridiane und Akupressurpunkte beeinflusst daher den ganzen Funktionskreis. Was das Holzelement betrifft, gehören dazu nicht nur die Organe Leber und Gallenblase, sondern auch Muskeln, Sehnen, Augen, Finger- und Fußnägel.

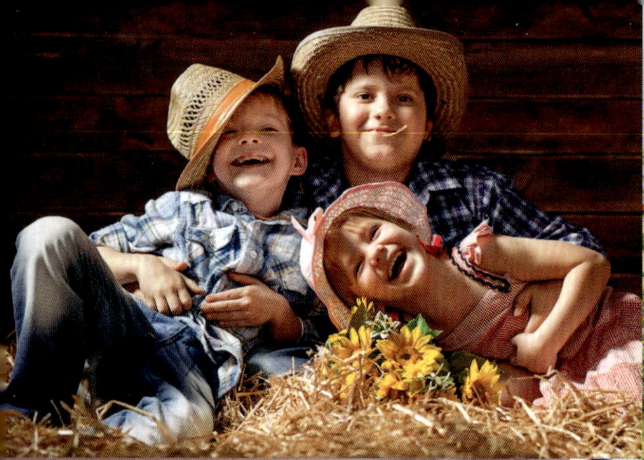

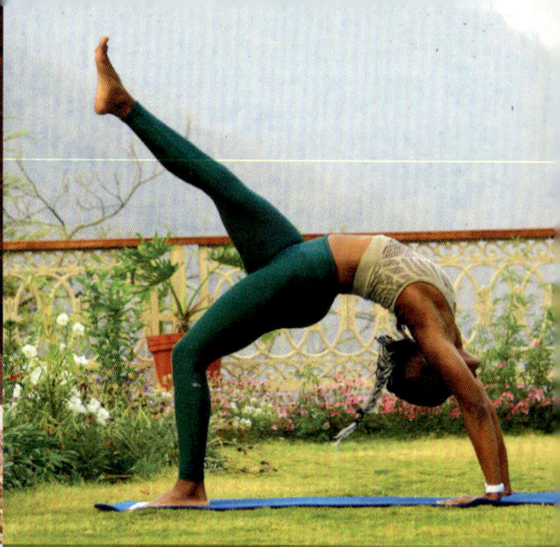

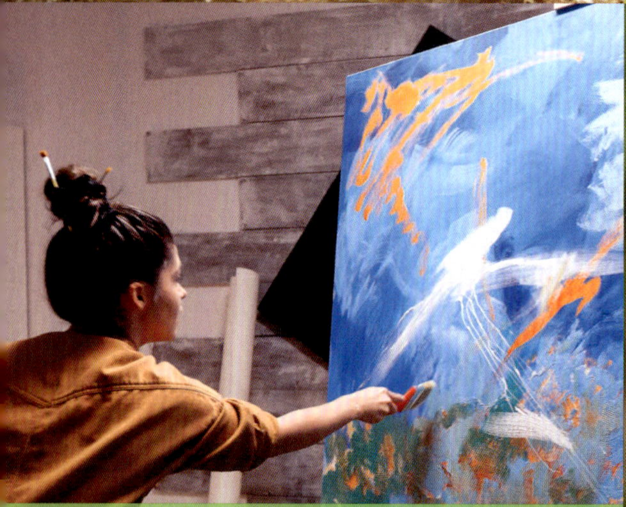

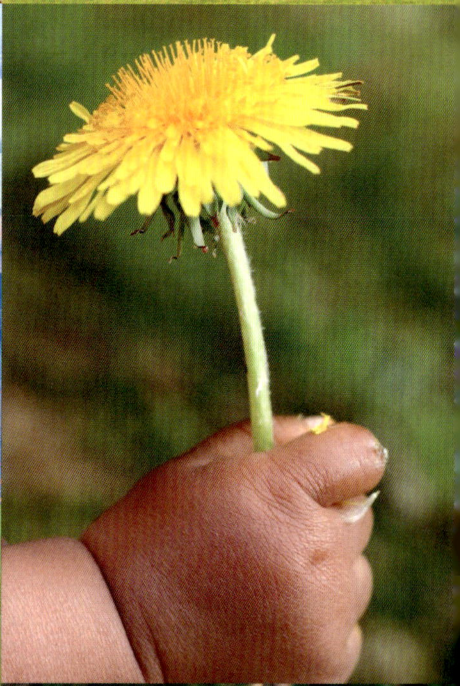

Leber

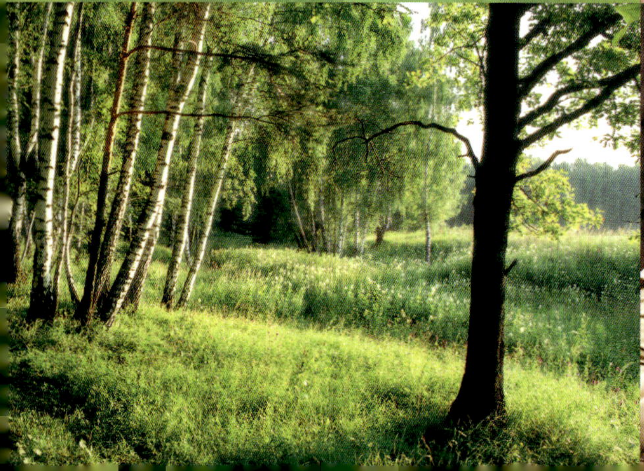

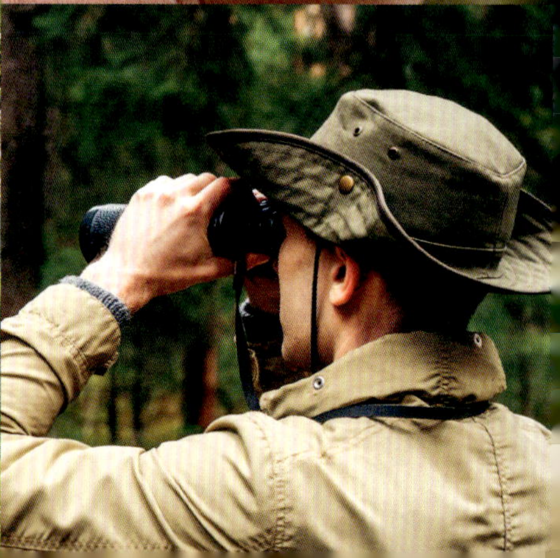

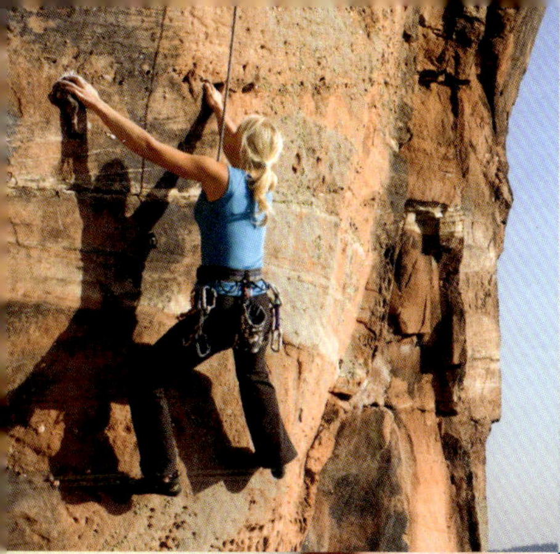

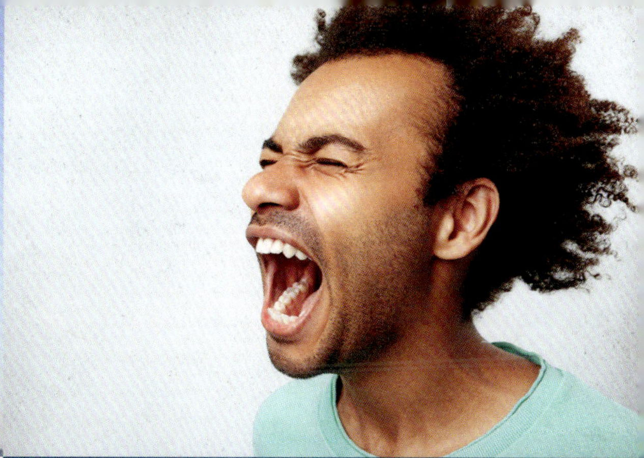

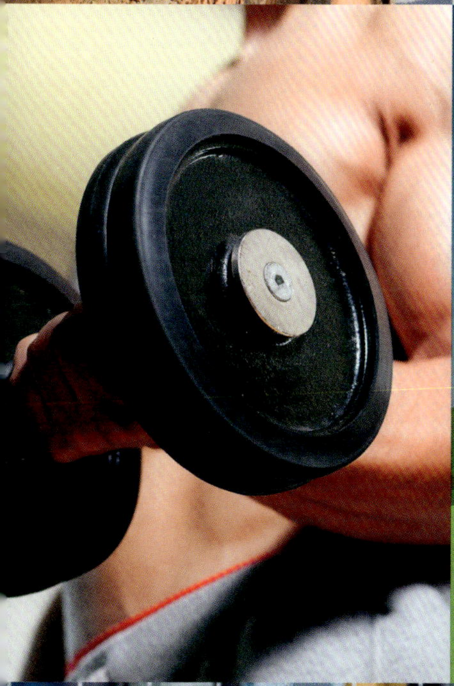

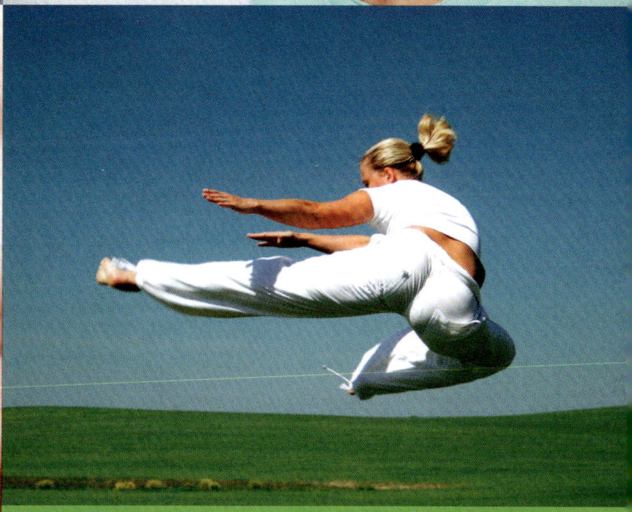

Gallenblase

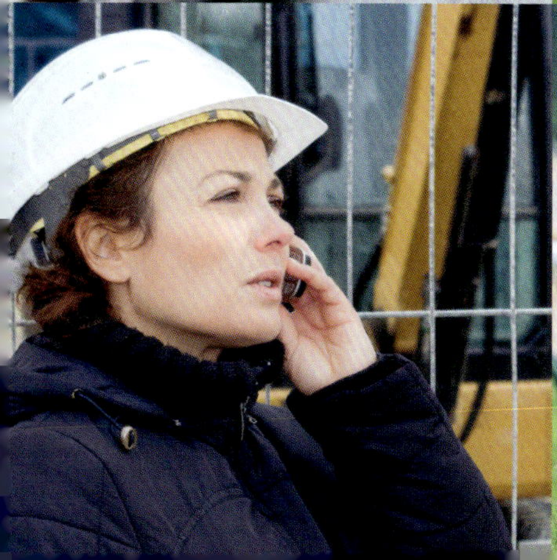

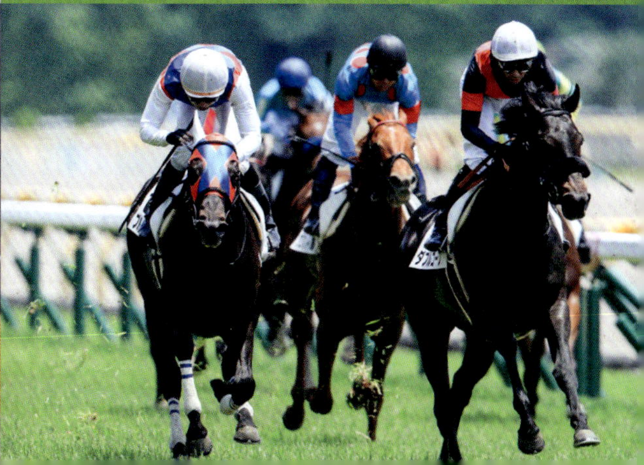

Die Leber – Vision und Verwirklichung

Die Leber gilt als der »Architekt« unseres Lebens. Durch dieses Lebensprinzip sind wir in der Lage, Ideen zu entwickeln, Pläne zu schmieden und unser Potenzial zu entfalten. Damit verbunden ist der Mut, der inneren Vision zu folgen, und die Kraft, Lösungen für deren Verwirklichung zu finden. Die Gallenblase, der »Baumeister«, ist dabei behilflich, die Ideen und Wünsche umzusetzen und Träume wahrzumachen.

Auch auf der körperlichen Ebene hat die Leber eine enorme Bedeutung: Sie sorgt für einen freien Fluss der Lebensenergie, speichert das Blut und gibt es bei Bedarf ab. Sie regiert über Muskeln und Sehnen und lenkt darüber die körperliche Aktivität und Bewegung. Sie energetisiert das Becken und hat einen großen Einfluss auf das zugeordnete Sinnesorgan, das Auge.

Die Entfaltung unseres Potenzials

Jeder Mensch trägt eine intuitive Ahnung seines wirklichen Potenzials in sich. Die Leber gibt uns die Fähigkeit, das, was in uns als Entwurf oder Bestimmung angelegt ist, zu erkennen. Ist diese Funktion gut entwickelt, entsteht daraus unser Lebensplan, ein Bild davon, wie unser Leben aussehen soll. Eine gesunde Leber lässt uns das nicht nur als Möglichkeit betrachten, sondern auch tatsächlich angehen und sie unterstützt uns dabei, unsere Träume zu leben. Mit ihr ist der Wunsch verbunden zu wachsen, auch über uns hinaus, uns zu entwickeln und kreativ zu sein.

Für die Verwirklichung von Ideen, Plänen und Visionen schenkt uns die Leber Einfallsreichtum, kreative Schöpferkraft und körperlichen sowie geistigen Antrieb. Sie sorgt für die nötige Flexibilität, die es uns ermöglicht, Hindernisse zu umschiffen und uns an verändernde Umstände anzupassen. Wenn wir das Gewünschte nicht erreichen, hilft sie uns entweder neue Wege zu finden, die dann doch noch zum Ziel führen, oder den Plan zu ändern. Mit diesem Erfindergeist lösen wir selbst verfahrene Situationen und entdecken immer wieder Möglichkeiten, neu zu beginnen. Wir erlauben uns, groß zu träumen. »Sei realistisch – plane ein Wunder!«, sagte dazu der Mystiker Osho.

Gleichzeitig schenkt uns die Leber die nötige Geduld, um das eigene Entwicklungstempo zuzulassen und dem natürlichen Prozess zu folgen, ohne die Dinge zu forcieren oder ungeduldig zu erzwingen. Eine gesunde Leber erkennen wir an unserer Gelassenheit, die uns entspannt bleiben lässt, wenn wir beispielsweise auf einer Landtour bei Überholverbot hinter einem Traktor herfahren oder an der Kasse im Supermarkt hinter jemandem stehen, der unbedingt mit kleinen Münzen bezahlen möchte.

Die Inspiration und Motivation, das eigene Leben zu gestalten, fällt den Menschen leichter, die schon in ihrer Kindheit einen guten »Dünger« für ihr seelisches Wachstum erhalten haben. Kinder zeigen bereits früh verschiedene Talente für Musik oder Sport, Malen oder Mathematik, Sprachen oder etwas ganz anderes. Man erkennt das an ihrer Freude, etwas Bestimmtes zu tun. Es ist wunderbar, wenn Eltern entdecken, wofür sich ihr Kind begeistert, und dann diese Neigungen und Fähigkeiten annehmen und unterstützen. Das sind Eltern, die ihr Kind wachsen lassen, anstatt es »großzuziehen«, und so den »Sprössling« ermutigen, sein wahres Selbst zum Ausdruck zu bringen.

Hat das Kind jedoch ein Umfeld, in dem seine Entwicklung behindert wird, ist das sehr frustrierend. Wer die Begabung hat zu malen, möchte Zeichenstifte haben und wird in einem aufgezwungenen Klavierunterricht nicht glücklich sein. Noch schwerwiegender ist es, wenn sich ein junger Mensch jahrelang durch eine unpassende schulische Ausbildung quält und schließlich in einem Beruf landet, der ihn nicht erfüllt und den er nur ausübt, um Geld zu verdienen. Statt etwas zu tun, was mit seinem Inneren übereinstimmt und damit in der Arbeit seiner Berufung zu folgen, ist er mit einem unbefriedigenden Job beschäftigt.

Heutzutage finden immer weniger Menschen heraus, was sie mit ihrem Leben anfangen sollen, es besteht eine zunehmende Richtungs- und Sinnlosigkeit. Viele sind nur mit äußeren Dingen und Verpflichtungen beschäftigt und nehmen sich weder Raum noch Zeit, den Blick nach innen zu wenden, um ihre Möglichkeiten zu erkennen.

Doch wenn wir unser Potenzial nicht leben und stattdessen Dinge tun, die uns nicht erfüllen, ist eine Stagnation unserer Lebensenergie vorprogrammiert! Wenn wir unsere Ideen nicht umsetzen und sie stattdessen wie Seifenblasen platzen lassen, ist das so, als würden wir nicht erblühen. Oft hören wir mit dem Erwachsenwerden auf, unsere Träume für möglich zu halten, und werden zynisch. Der deutsche Komiker Karl Valentin hat dieses Unvermögen auf den Punkt gebracht: »Mögen täten wir schon wollen, aber dürfen haben wir uns nicht getraut.«

Gibt es immer wieder Hindernisse bei der Selbstentfaltung, entstehen Frustration, Bitterkeit und Resignation. Diese Gefühle werden häufig mit Suchtmitteln wie Alkohol, Drogen oder anderen Ersatzbefriedigungen betäubt. Dabei vergessen wir, dass wir unserem Leben jederzeit eine neue Richtung geben können. Das mächtige innere Verlangen, uns zu verwirklichen, wird verschüttet.

Visionssuche

Wenn wir keine Vorstellung haben, welchen Lebensweg wir einschlagen sollen, oder wenn wir vor wichtigen Entscheidungen stehen, kann uns eine Visionssuche neue Perspektiven eröffnen. Bei vielen Naturvölkern wurde mit den Heranwachsenden in der Pubertät ein Ritual zur Lebenssinnfindung abgehalten. Es ist die Phase, in der das körperliche Wachstum zum Abschluss gekommen ist und sich die Entwicklung in den geistig-seelischen Bereich verlagert. Die jugendlichen Initianten wurden während dieser Visionssuche von ihren Familien getrennt, mussten fasten und Prüfungen in der Wildnis bestehen.

Ein Ritual zur Visionssuche kannst du auch für dich allein durchführen. Nimm dir dafür ein paar Stunden Zeit, die du an einem ungestörten Ort verbringst, am besten in der Natur. Lege dich auf eine Wiese oder lehne dich an einen Baum. Wenn es draußen zu kalt ist, lege dich in Rückenlage auf dein Bett. Schließe die Augen und nimm für eine Weile deinen Atem wahr, wie er ruhig und gleichmäßig fließt.

Nun lasse vor deinem inneren Auge Bilder davon auftauchen, wie du gerne leben möchtest. Nimm dieses Wunschbild in allen Einzelheiten wahr: mit dem Beruf, den du ausüben möchtest, den Menschen, mit denen du leben möchtest, dem Ort, an dem du wohnen möchtest, den Interessen, denen du nachgehen möchtest. Stelle dir vor, eine gute Fee würde dir bei der Erfüllung all deiner Wünsche helfen und weder auf Zweifel noch Kritik hören.

Wenn du dieses Bild von deinem Leben konkret und klar vor Augen hast, überlege dir, welche Schritte du tun kannst, um deine Träume Wirklichkeit werden zu lassen.

PRAXISTIPP

Metall kontrolliert Holz

Im Kreis der Fünf Elemente dient das Metall dazu, das Holz einzudämmen, wenn es zu stark »wuchert«. Ein gesundes Metall – verkörpert durch die Energien von Lunge und Dickdarm – überprüft in seiner gewissenhaften, genauen Art die oft chaotischen und unausgereiften Pläne der Leber und verleiht ihnen Ordnung und Struktur. Es hilft bei der Unterscheidung von Wesentlichem und Unwesentlichem und gibt klare Richtlinien, die dem Wachstum des Holzes eine Orientierung geben. Durch seine konstruktive Kritik setzt es einem überschießenden Entfaltungsdrang Grenzen und verhindert so, dass wir uns mit endlosen Ideen und Projekten verzetteln.

Ist das Metall jedoch zu dominant, werden spontane Impulse ständig beschnitten und eingedämmt. Der Wunsch, sich zu

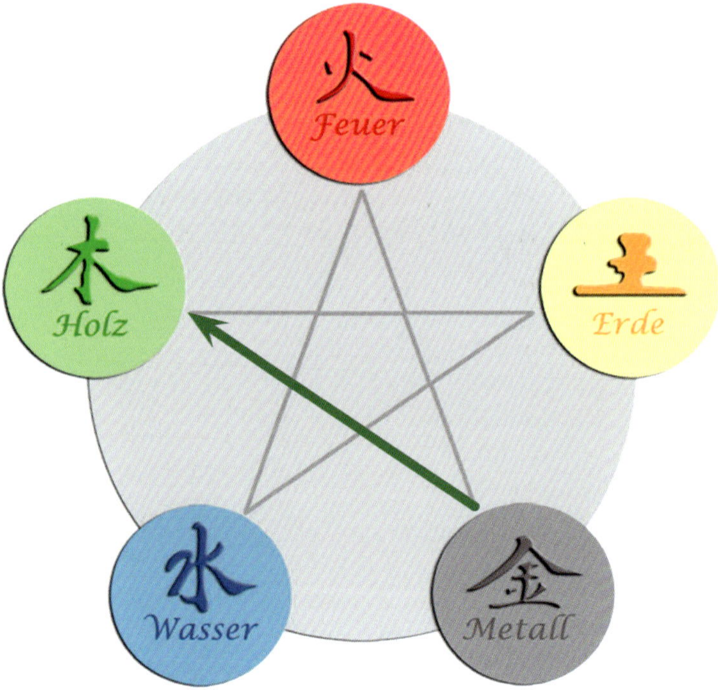

entfalten, wird durch starre Regeln und eiserne Disziplin unterdrückt. Die Kritik ist nicht mehr konstruktiv, sondern gleicht einer Sabotage. Die Kreativität wird dadurch im Keim erstickt und der Fluss der Lebensenergie blockiert.

Die innere Sabotage

Das schlimmste Gift für die Entfaltung unseres Potenzials ist unser innerer Kritiker, der sich wie ein unerwünschter Mieter in uns einnistet und herummeckert. Diese im Schatten lebende Gestalt kann sehr mächtig sein. Sie hat nur Augen für unsere menschlichen Macken und Mängel und quält uns durch ewige Vergleiche mit anderen, die es »besser« machen. Sie ist ein heimtückischer Saboteur, der uns ausbremst oder aber antreibt und unter Druck setzt und dadurch unseren Einfallsreichtum und unsere Gestaltungskraft behindert. Indem er Zweifel schürt und unnötige Grenzen setzt, untergräbt der Saboteur das Vertrauen in unsere Vorhaben und kann dadurch jedes Projekt zum Scheitern bringen. Oft taucht seine Stimme genau in dem Moment auf, wenn wir den Kopf aus der Masse herausheben und beginnen, wir selbst zu sein.

Immer wieder flüstert er uns ein: »Wer glaubst du zu sein?« und sagt uns Versagen voraus: »Es wird nicht funktionieren!« Natürlich erwarten wir dadurch eine Enttäuschung! Wenn wir dann wie bei einer sich selbst erfüllenden Prophezeiung mit unseren Plänen scheitern, empfinden wir es so, als wäre das ein Beweis für die Richtigkeit seiner Aussage. Irgendwann glauben wir, dass unsere Vorhaben sowieso nicht funktionieren, und wir resignieren.

All dies schnürt den Energiefluss ab und schadet dadurch der Leber. Es ist wichtig zu begreifen, dass unser innerer Kritiker nur so viel Macht hat, wie wir ihm geben. Der erste Schritt für einen Machtentzug ist, genau wahrzunehmen, zu welchem Zeitpunkt er sich einmischt und mit wessen Stimme er spricht.

PRAXISTIPP

Keine Macht dem Saboteur!

Wenn deine Projekte immer wieder scheitern, sodass du möglicherweise gar nichts Neues mehr ausprobieren möchtest, mache dir bewusst, in welcher Weise du dich von innen her sabotierst. Schreibe die limitierenden Glaubenssätze auf, notiere all die niederschmetternden Urteile: »Ich bin nicht gut genug«, »Ich mache mich lächerlich«, »Andere sind viel besser« ... Dann lies dir diese Sätze durch und schaue, ob dir in der Vergangenheit jemand diese giftigen Worte eingeflüstert hat, ob du sozusagen den Urheber erkennen kannst, vielleicht die Eltern oder Geschwister, Lehrer oder auch religiöse Autoritäten.

Spüre, welche Emotionen diese Sätze in dir auslösen. Versuche nichts zu verändern, nimm einfach nur wahr. Wenn sich der Kritiker das nächste Mal in dir zu Wort meldet, betrachte ihn wie einen ungebetenen Besucher, an den du dich vielleicht gewöhnt hast, dem du aber nicht zuhören, geschweige denn folgen musst. Auf diese Weise wird er seine Macht verlieren und nicht mehr über dein Leben regieren.

Verschieben auf später

Ein weiteres selbstgebautes Hindernis für die Verwirklichung unserer Träume ist die Neigung, sie auf später zu verschieben. Dafür gibt es genügend sogenannte »gute« Gründe, die sehr plausibel erscheinen: die Kinder, die erst »aus dem Gröbsten raus« sein sollen, das neue Auto, das vorher abgezahlt werden muss. Vielleicht verschieben wir die Kündigung unserer Arbeitsstelle, die uns zwar jeden Tag aufs Neue zutiefst frustriert oder sogar krank macht. Aber sie lockt uns mit Sicherheit und einem finanziellen

Polster. Oder wir glauben auf eine radikale Änderung in unserem Leben warten zu müssen und lehnen dafür die in diesem Moment möglichen kleinen Schritte ab.

Darüber können Jahre vergehen, in denen wir Gelegenheiten verbummeln, und das, was uns wirklich am Herzen liegt, wartet und wartet. Auf diese Weise wird unser Dasein zu einem grauen Alltag, in dem wir nur unseren alten Gewohnheiten nachgehen und unsere Ideen und Träume Luftschlösser bleiben. Doch anstatt trübsinnig zu versauern, ist es als erstes wichtig herauszufinden, woran wir wahrhaft Interesse haben und welche schöpferischen Tätigkeiten uns Freude bereiten. Indem wir ihnen mehr und mehr Raum geben, wird unser Leben erfüllter und glücklicher sein.

Die innere Erforschung

Zu jedem Kapitel gibt es eine Erforschung mit verschiedenen Fragen. Nimm dir Zeit für deine Antworten, um dieses Thema von allen Seiten zu beleuchten. Es wird dir Klarheit darüber geben, wie es um dein Holzelement bestellt ist und wo du es möglicherweise unterstützten kannst. Erinnere dich dabei immer wieder daran, freundlich zu dir zu sein. Lasse es nicht zu, dass dein innerer Kritiker »seinen Senf« dazu gibt. Es kann hilfreich sein, deine Antworten für dich aufzuschreiben, um sie dann später noch einmal zu reflektieren.

Diese Entdeckungsreise zu dir selbst ist auch zu zweit möglich. Vereinbart dafür eine Zeit – jede/r fünf oder zehn Minuten, um sich mitzuteilen. Dann setzt euch gegenüber und schließt zunächst die Augen.

Während du sprichst, lass dich von dem überraschen, was du sagst. Vielleicht gibt es Momente, in denen dir nichts mehr einfällt. Dann schließe die Augen und sei einfach eine Weile mit dir selbst.

Als Zuhörer lausche einfach nur, ohne zu kommentieren oder zu analysieren. Du kannst dir vorstellen, riesige Elefantenohren zu bekommen, die mit deinem Herzen verbunden sind. Diese stille Präsenz vertieft die Erforschung.

ERFORSCHUNG

Lebenstraum und Verwirklichung

- Welches Wunschbild vom Leben trägst du in dir? Wovon träumst du? Worauf hoffst du?
- Glaubst du, dass das möglich ist? Was kannst du dafür tun? Welche Schritte braucht es, um deine Wünsche Wirklichkeit werden zu lassen?
- Lebst du das Leben, das du leben möchtest? Oder hast du gelegentlich das Gefühl, dich verirrt zu haben?
- Wie fühlst du dich, wenn deine Pläne durchkreuzt werden?
- Wer oder was behindert dich in deinem Leben? Wie kannst du die Hindernisse überwinden und dein Leben wieder in die eigenen Hände nehmen?

Körperliche Beweglichkeit und Flexibilität

Neben der eben beschriebenen geistigen Beweglichkeit schenkt uns die Leber auch körperliche Mobilität. Sie hält durch das Leber-Blut (siehe Seite 66–68) unsere Muskeln und Sehnen elastisch und weich und gleichzeitig stark und stabil, wie bei einem jungen Baum, dessen Äste voller Saft sind und sich im Wind wiegen, ohne zu brechen. Das zeigt sich in gut koordinierten, geschmeidigen Bewegungen, die einer Raubkatze gleichen, und in einer großen Flexibilität; alles läuft »wie geschmiert«.

Im höheren Alter nimmt diese Gelenkigkeit ab, vergleichbar

mit einem knarrenden Baum, dessen verholztes Geäst nicht mehr dehnbar ist. Die Versorgung mit Qi und Blut fährt herunter. Muskeln und Sehnen verlieren ihre Elastizität, sie verspannen und verkürzen sich, die Gelenke beginnen zu knirschen. Es kommt leichter zu Zerrungen und Sehnenscheidenproblemen. Dieser Prozess kann jedoch schon viel früher beginnen. Bereits junge Menschen wirken bisweilen steif, was ihre Bewegungen ungelenk oder ruckartig erscheinen lässt.

Eine wesentliche Ursache dafür, dass der Körper seine Biegsamkeit verliert, ist mangelnde oder einseitige Bewegung. Auch anhaltender Ärger und Stress können dazu führen, dass sich die Muskulatur chronisch verspannt. Ebenso hat unsere Ernährung Einfluss auf unsere Beweglichkeit.

Freier Fluss der Lebensenergie

Die Leber sorgt für einen freien Fluss unserer Lebensenergie. Fließt diese ungehindert und natürlich, fühlen wir uns pudelwohl. Wir sind gefühlsmäßig ausgeglichen, flexibel, auch in unseren Ansichten, und offen gegenüber neuen Situationen und Veränderungen.

Leicht kommt es jedoch zu einem energetischen Stau, wie bei einem Wasserlauf, der von einem Biberdamm aufgehalten wird. Die ersten Anzeichen, dass die Energie nicht frei fließt, zeigen sich auf der emotionalen Ebene, in Unzufriedenheit, nervöser Erregbarkeit, launischem Verhalten, Überreaktion, großer Ungeduld oder auch in einer depressiven Verstimmung. Körperlich ist diese sogenannte Leber-Qi-Stagnation verbunden mit einer allgemeinen Anspannung, oft auch mit Schmerzen. Dabei fühlt man sich antriebslos und müde. Anders als bei einer wirklichen Erschöpfung, bei der nicht genügend Energie vorhanden ist (»Burnout«), steht bei einer durch die Leber verursachten

Müdigkeit eigentlich ausreichend Energie zur Verfügung. Sie steckt jedoch fest und wird nicht im Körper verteilt.

Den Unterschied zwischen einem Energiemangel und einer Energiestagnation kannst du erkennen, wenn du Sport treibst. Bei einer richtigen Erschöpfung ist jede körperliche Anstrengung zu viel, denn du brauchst eigentlich Ruhe und Erholung. Ist die Energie jedoch »nur« gestaut, wie das Wasser in einem abgeklemmten Gartenschlauch, fühlst du dich nach körperlicher Bewegung besser, denn sie bringt die Energie wieder in Schwung. Damit ist natürlich eine Sportart gemeint, die dir Spaß macht und nicht etwa auf Leistung ausgerichtet ist.

Die körperlichen Symptome, die durch eine Leber-Qi-Stagnation auftreten können, sind vielfältig. Hier ein paar Beispiele: Kopfschmerzen, Kloßgefühl im Hals, Schulterverspannungen, Druck- und Spannungsgefühl im Oberbauch, Völlegefühl, Blä-

PRAXISTIPP

Absichtsloses Tun – Die Kunst des Spielens

Etwas tun, bei dem wir uns weder anstrengen noch messen müssen, bei dem es nichts zu erreichen oder zu lernen gilt und das keine Eile hat, ist eine Wohltat für die Leber. Dieses Handeln, das uns einfach Freude bereitet, ohne eine bestimmte Absicht, bei dem wir spontane Ideen zulassen, fördert den freien Fluss unserer Lebensenergie. Damit ist jedoch weder Fernsehen noch das Rumdaddeln mit dem Handy gemeint, sondern bewusstes, kreatives Tun.

Besonders für Menschen, die sehr kontrolliert und beherrscht oder auch kritisch sich selbst gegenüber sind, sodass sie immer meinen, es besser machen zu müssen, ist dieses Spielen sehr hilfreich. Kinder oder auch Tiere sind dabei die größten Lehrmeister.

hungen, Spannungen im Unterbauch, Menstruationskrämpfe, prämenstruelles Syndrom.

Die Ursachen liegen meist in unterdrückten, zurückgehaltenen Emotionen, Frust, Enttäuschung, Streit sowie ungelösten Problemen und Konflikten in Beziehungen. Auch Zeit- oder Leistungsdruck und eine zu schwere, fette Nahrung blockieren den Fluss der Energie. Wird dieser über eine längere Zeit ausgebremst, entsteht Hitze im Körper, so wie bei einem Auto die Reifen heiß werden, wenn es mit angezogener Handbremse fährt.

Der freie Fluss der Gefühle

Zum Fluss der Lebensenergie gehört auch der freie Fluss der Gefühle. Gefühle sind Teil unseres Lebens, sie sind eine natürliche Reaktion auf äußere Reize. »E-motionen« (lat. *motio* = Bewegung, Erregung) haben mit dem zu tun, was uns bewegt oder aufwühlt. Oft bremsen wir unsere emotionalen Impulse jedoch aus. Sie verschwinden dadurch aber nicht, sondern landen im Sammelbecken des Unterbewusstseins, das in der TCM der Leber zugeordnet ist. Daher wird die Leber auch als »Sitz der Emotionen« bezeichnet. Gerät die emotionale Bewegung ins Stocken, wird auch der Energiefluss im Körper behindert, denn er reagiert sensibel auf unseren Gemütszustand.

Doch nicht nur die Unterdrückung der Gefühle, die Angewohnheit, alles unter den Teppich zu kehren und dann so zu tun, als sei alles in Ordnung, ist Zeichen eines Ungleichgewichts der Leberenergie. Das gilt auch für heftige emotionale Ausbrüche oder die plötzlichen Gefühlsaufwallungen, die Frauen bisweilen vor ihrer Regelblutung erleben. Das alles wirkt sich auf unsere Gesundheit aus. Die körperlichen Symptome, die mit der Leber in Verbindung stehen, beispielsweise Kopfschmerzen oder das prämenstruelle Syndrom, werden in den meisten Fällen durch unsere Emotionen beeinflusst oder sogar ausgelöst.

Auch wenn uns unsere Emotionen manchmal lästig sind und wir sie als störend empfinden, ist es ganz sicher nicht der richtige Weg, sie zu unterdrücken oder totzuschweigen. Um unerwünschte Gefühle zu überwinden, müssen wir sie – selbst wenn das paradox klingt – zunächst einmal fühlen: sie wahrnehmen, anerkennen und ausdrücken. Es gibt keine Therapie der Welt, durch die wir nur die angenehmen Gefühle erleben und die unerwünschten eliminieren können!

Andererseits ist es wichtig, uns zurückzubesinnen auf den Teil in uns, der von der Gefühlswelt unberührt ist. Wenn wir unsere innere Ruhe kultivieren und lernen, in Frieden mit uns selbst und anderen zu sein, können wir negative Stimmungen loslassen und zu emotionaler Ausgeglichenheit finden. Matthieu Ricard, ein buddhistischer Mönch und studierter Molekularbiologe, drückt das so aus: »Wenn man einen Zustand der inneren Freiheit von den Emotionen erreicht, so heißt das nicht, dass man apathisch oder gefühllos wird oder die Welt deswegen ihre Farbigkeit verliert. Statt ständig zum Spielball negativer Gedanken, Launen und unseres Temperaments zu werden, sind wir dann einfach zu Meistern geworden.«

Alle Emotionen sind ihrer Natur nach dem Yang zugeordnet: Sie setzen Energie frei, bringen in Bewegung und können eine Veränderung bewirken. Bestehen sie über eine längere Zeit, verursachen sie Hitze im Körper und trocknen ihn aus. Das gilt besonders für Wut und Ärger, die dem Holzelement zugeordneten Emotionen. Häufige Wutausbrüche oder anhaltender Ärger erschöpfen unsere Energievorräte und laugen aus. Meditation ist hier von entscheidender Bedeutung. Sie hilft die innere Hitze zu kühlen und fördert Gelassenheit.

Was fühlst du?

Was fühlst du in diesem Moment? Spüre zunächst deinen Körper, »scanne« ihn: Nimm Kopf, Nacken und Schultern wahr, Brust, Arme, Bauch, Rücken, Becken, Beine und Füße. Bemerkst du irgendwo Anspannung, Schmerz, Entspannung oder Wohlgefühl?

Nun nimm dir ein wenig Zeit, um deine seelischen Empfindungen zu erkunden. Fühle hinein und lasse dann Worte aufsteigen. Vielleicht nimmst du Verwirrung wahr oder Frieden, Glück oder Traurigkeit, Widerstand oder Offenheit oder etwas ganz anderes. Indem du deine Aufmerksamkeit nach innen richtest und alles so sein lässt, wie es ist, kannst du entspannen.

Ärger, Frust und Reizbarkeit

Wir empfinden Ärger, wenn wir auf Hindernisse und Grenzen stoßen. Es ist eine natürliche Reaktion auf beschränkende oder bedrohliche Situationen. Wut bringt zum Ausdruck, dass wir das, was uns am Wachsen und Entwickeln hindert, nicht hinnehmen wollen. Ohne die gewaltige Kraft des Zorns, die eine Konfrontation nicht scheut, wären Wandel und Fortschritt nicht möglich. Mit dieser dynamischen Kraft kämpft sich ein Keimling den Weg frei, um emporzuwachsen.

Wenn wir richtig wütend sind, geschieht im Körper Folgendes: Diese mächtige Emotion lässt die Energie nach oben steigen und zeigt sich in einem roten Kopf und geröteten Augen. Schultern, Nacken und der Unterkiefer, der uns den nötigen »Biss« gibt, spannen sich an, der Kopf schiebt sich vor, in den Händen entsteht das Bedürfnis, Fäuste zu ballen, und der ganze Körper begibt sich instinktiv in eine Angriffsposition, bereit sich auseinanderzusetzen oder zu kämpfen.

Wut ist wie ein in uns lebender ungezähmter Tiger. Er möchte brüllen und seine Krallen zeigen und sich nehmen, was er braucht. Er scheint jedoch nicht »gesellschaftsfähig« zu sein und ist daher überall unerwünscht. Wenn wir ihn aber ablehnen und verstecken, wird er im Verborgenen wüten. Ein in einem Käfig eingesperrter Tiger verhält sich feindselig, aggressiv und wird möglicherweise sogar krank werden.

Genauso verhält es sich mit unserem Ärger. Wenn wir uns nicht erlauben, unsere wütenden Impulse auszudrücken, sind wir angespannt und geladen. Äußerlich mag alles ruhig sein, doch im Inneren kocht und brodelt es. Diese ungeheure Energie, die wir dazu nutzen könnten, uns zu behaupten und Hindernisse aus dem Weg zu räumen, staut sich in uns auf. Die handlungsbereiten Muskeln in Schultern, Armen, Nacken und Kiefer werden zurückgehalten und verspannen sich, das Zwerchfell zieht sich zusammen. Der Kopf gleicht einem auf heißer Flamme stehenden zischenden Druckkochtopf. Dabei fühlen wir uns, als sei uns »eine Laus über die Leber gelaufen«: Wir sind unzufrieden, haben schlechte Laune und sind gereizt.

Frauen bereitet es meist größere Schwierigkeiten als Männern, ihre Stimme zu erheben und ihrem Ärger Ausdruck zu verleihen. Dazu erzogen artig zu sein, halten sie diese lebhafte Energie eher zurück. »Um des lieben Friedens willen« geben sie klein bei. Die Wut ist jedoch immer noch da und drückt sich dann mitunter in einem passsiv-agressiven Verhalten aus, wie ständiger Nörgelei oder einem demonstrativen, vorwurfsvollem Schweigen.

Ärger wächst heran, wenn wir ihn ablehnen, verurteilen und unterdrücken. Das kann sich so anfühlen, als würden wir eine Bombe mit uns herumtragen, die, durch eine geringe Erschütterung ausgelöst, jederzeit explodieren kann. Wenn wir den Ärger hingegen erlauben und akzeptieren, verwandelt er sich in Durchsetzungsvermögen und schließlich in Erleichterung und Freude über diese lebendige Energie. Der wichtigste Schritt zur Heilung unseres »Tigers« ist daher ihn anzuerkennen, so wie er ist. Er ist nun mal keine artige kleine Zuchtkatze!

Ärger

- Fällt es dir leicht deine Krallen zu zeigen und dir so den Raum, den du brauchst zu verschaffen?
- Wie fühlst du dich, wenn deine Bewegungsfreiheit eingeschränkt wird?
- Worüber regst du dich auf?
- Bist du oft frustriert, reizbar oder schlecht gelaunt?
- Reagierst du manchmal wie auf Knopfdruck, sodass deine Emotionen in Sekundenschnelle hochschießen?

»Verdrehte« Wut

Während Wut – wie Angst, Traurigkeit oder auch Liebe – eine natürliche Antwort auf das Leben ist, treten Bitterkeit oder Groll erst auf, wenn Wut lange unterdrückt wird. Dann geben wir anderen oder der Gesellschaft die Schuld an unserem Unglück und richten den Ärger in Form von Zynismus, Anschuldigungen oder Beleidigungen nach außen. Und während Wut, die wir fühlen und zulassen, irgendwann vorbei ist, können Bitterkeit und Groll ewig anhalten und uns vergiften.

Richten wir diese Feindseligkeit nach innen, entstehen Schuldgefühle. Sie sind eine Anklage gegen uns selbst. Wir werfen uns vor, etwas falsch gemacht zu haben oder nicht gut genug zu sein.

PRAXISTIPP

Dampf ablassen – Gefühle fühlen

Es tut einfach gut, dem Ärger Luft zu machen und den Gefühlen freien Lauf zu lassen. Es gibt viele Möglichkeiten, den inneren Druck und die damit verbundenen körperlichen Spannungen loszulassen: durch Laute, Gesten, Handlungen oder Worte, sofern sie sich weder gegen uns selbst noch gegen andere richten. Die Psychotherapie nutzt verschiedene Methoden, die all das unterstützen: Primärtherapie, Rebirthing oder Encounter. Die Energie wird auch bewegt durch Sport, besonders wenn wir dabei ins Schwitzen kommen, Tanzen, Holzhacken, den Garten umgraben, Trommeln, Musik machen oder ein Bild malen.

Auf diese Weise ist der Ärger »endlich«. Die Luft ist wie nach einem Gewitter wieder rein. Wenn das nicht geschieht, ist das ein Zeichen, dass unter dem Ärger ein Konflikt schwelt, der noch gelöst werden möchte.

Auch die **Dynamische Meditation** von Osho transformiert Ärger und andere zurückgehaltene Emotionen auf ganz natürliche Weise. Sie besteht aus fünf Phasen. Die erste Phase dient dem Energieaufbau: Du atmest so schnell und heftig wie nur möglich.

In der zweiten Phase kannst du dich austoben – halte nichts zurück! Wenn dir nach Schreien zumute ist, schreie; wenn dir nach Lachen zumute ist, lache. Du kannst deine beengende Selbstkontrolle, das ganze unselige Unterdrücken, über Bord werfen und dich ausdrücken. Die dritte Phase, bei der du auf und ab hüpfst und das Mantra »Hu« rufst, dient der Erdung und Zentrierung. Mit diesen drei Phasen wird der Weg gebahnt für die Stille in der vierten Phase und den Tanz und die Freude in der letzten.

PRAXISTIPP

Die Wut beobachten

Diese Übung ist für diejenigen, die schon Erfahrung mit Meditation und dadurch einen inneren Abstand zu ihren Gedanken und Emotionen gewonnen haben.

In dem Moment, in dem du Wut in dir aufsteigen fühlst, richte deine Aufmerksamkeit auf deinen Körper. Bevor dich die Emotion überwältigt, nimm einen tiefen Atemzug und spüre nach: Wo im Körper nimmst du dieses heftige Gefühl am deutlichsten wahr? Fühlst du Hitze aufsteigen? Sind deine Kiefermuskeln, deine Schultern, dein Oberbauch verspannt?

Indem du deine Wut beobachtest, ohne sie zu verdrängen oder zu verleugnen, schaffst du eine innerliche Distanz, die dich davor bewahrt, dich wie fremdbestimmt in eine aufbrausende Reaktion zu stürzen.

Der eigentliche Sinn von Schuldgefühlen besteht darin, uns dazu zu bringen, ein Unrecht wiedergutzumachen. Sie dienen ursprünglich der Gewissensbildung und motivieren uns, den Schaden, den wir angerichtet haben, zu reparieren und uns weiterzuentwickeln. Dadurch unterscheiden wir uns von einer »asozialen« Persönlichkeit, die wenig Gewissenbisse entwickelt, wenn sie andere verletzt.

Doch die meisten Schuldgefühle entstehen allein aus unseren anerzogenen moralischen Vorstellungen: Wir fühlen uns schuldig, wenn wir einen Fehler begehen (Wer hat uns gesagt, dass wir keine Fehler machen dürfen?!), wenn wir Ärger empfinden, wenn wir Zeit »verschwenden« (Es wird dann schwierig uns zu entspannen!) oder einfach unseren Raum einnehmen. Oft stehen sie auch in Zusammenhang mit unserer Sexualität. Jede freudvolle Empfindung kann Schuldgefühle verursachen, wenn wir sie aus moralischen Gründen ablehnen. Es ist so, als würden wir uns zur Last legen, ein menschliches Wesen zu sein. Untersuche daher, welche »Gebote« und »Verbote« dein Leben beherrschen; viele sind weder nützlich noch notwendig.

Auf diese Weise bringen Schuldgefühle viel Leid mit sich. Sie bremsen den Fluss der Lebensenergie aus und hindern uns daran, unsere pulsierende Lebendigkeit zum Ausdruck zu bringen.

Unangemessene Schuldgefühle und auch Groll und Verbitterung verringern sich ganz natürlich, wenn wir in Kontakt mit unserem unterdrückten Ärger kommen. Indem wir unserer Wut in einem geschützten Rahmen freien Lauf lassen, wird der Weg frei für Akzeptanz und Selbstbewusstsein.

PRAXISTIPP

Der Mut, du selbst zu sein

Durch Schuldgefühle geraten wir leicht in einen Teufelskreis, bei dem wir uns immer wieder anklagen, tadeln und verurteilen. Sie werden überwunden durch Freundlichkeit uns selbst gegenüber und durch Selbstachtung, so wie es Gloria Gaynor in ihrem Lied »I am what I am ...« ausdrückt: »Ich bin, was ich bin, und das braucht keine Entschuldigung!«

Nimm dir die Freiheit, dich so zu zeigen, wie du wahrhaft bist! Vergegenwärtige dir immer wieder, dass menschlich zu sein *alles* bedeutet – nicht nur lieb, hilfsbereit und »pflegeleicht«, sondern auch widerspenstig, ärgerlich, ungerecht und echt mies drauf.

Die Gallenblase
Mut und Initiative

Die Gallenblase arbeitet Hand in Hand mit der Leber. Sie lässt uns die Initiative ergreifen und tatkräftig die anstehenden Aufgaben anpacken. Sie schenkt uns Tapferkeit und Mut sowie Entscheidungsfreude. Mit einer starken Gallenblase sind wir durchsetzungsstark, furchtlos und bereit, uns dem Leben und seinen Herausforderungen zu stellen.

Auf der körperlichen Ebene speichert sie die Gallenflüssigkeit und sondert sie zur Fettverdauung ab. Sie unterstützt die Flexibilität und Spannkraft von Muskeln, Bändern und Sehnen, versorgt die Körperseiten mit Energie und regiert über die großen Gelenke von Schultern und Hüfte.

Entscheidung und Tatkraft

Um die Ideen und Pläne der Leber zu verwirklichen, braucht es die Kraft der Gallenblase. Sie verleiht uns die Fähigkeit, rasche und effiziente Entscheidungen zu treffen, lässt uns die Initiative ergreifen und entschlossen handeln. Um unsere Ziele zu verfolgen, schenkt uns die Gallenblase Kampfgeist, der uns Widerstände überwinden lässt. Sie gibt uns die Bereitschaft, für die Verwirklichung unserer Lebenspläne Konflikte auszutragen und uns Auseinandersetzungen zu stellen, sowie den Mut, Risiken einzugehen und zu unseren Entscheidungen zu stehen, auch in schwierigen Situationen.

Menschen mit einer gut entwickelten Gallenblase haben ein großes organisatorisches Geschick und die Qualitäten einer Führungspersönlichkeit. Sie sind kraftvoll und tapfer und packen unerledigte Aufgaben zielstrebig an. Oft wirken sie jedoch, als würden sie von unsichtbaren Mächten getrieben, die sie zwingen, in Bewegung zu bleiben und ständig neue Herausforderungen und aufregende Abenteuer zu suchen. Bisweilen sieht es so aus, als würden sie in einem Hamsterrad laufen, obwohl es ihnen selbst wie eine Karriereleiter vorkommen mag.

Mit einer gesunden Gallenblasenenergie verfügen wir über große Klarheit, durch die wir eine umfassende Sicht der Dinge erhalten. Damit können wir schwerwiegende und wichtige Entscheidungen von großer Tragweite treffen und dem eingeschlagenen Weg folgen, ohne uns von unseren Zielen ablenken zu lassen. Wenn wir uns in einer Lebenssituation befinden, die ungewöhnlich viele Entscheidungen verlangt, wie in der Chefposition eines großen Unternehmens oder als berufstätige Mutter von kleinen Kindern, ist die Gallenblase jedoch sehr gefordert und angespannt.

Ist ihre Energie hingegen geschwächt, werden Entscheidungen ewig abgewägt, aufgeschoben und hinausgezögert oder im Nachhinein angezweifelt und fallengelassen. Pläne werden lange diskutiert, aber nicht in Angriff genommen. Die Bereitschaft, Risiken einzugehen, ist sehr gering. Dabei geht es nicht nur um große Lebensentscheidungen, sondern manchmal schon um die

ERFORSCHUNG

Entscheidung und Tatkraft

- Fällt es dir leicht Entscheidungen zu treffen? Oder zögerst du lange?
- Führen deine Entscheidungen zu einem entschlossenen Handeln? Bist du bereit, dafür Risiken einzugehen?
- Welche Entscheidungen braucht es, damit du deine Träume und Visionen verwirklichen kannst?

PRAXISTIPP

Entscheiden lernen

Entschlussunfähig zu sein ist quälend. Wenn du große Schwierigkeiten hast, eine Wahl zu treffen, sodass du sogar bei den kleinsten Dingen des Alltags wankelmütig bist, stelle dir selbst folgende Aufgabe: Lasse dir für eine Entscheidung höchstens eine Minute Zeit, dann treffe sie ganz bewusst. Beginne mit kleinen Entscheidungen: der Auswahl deiner Kleidung oder der Essensbestellung im Restaurant.

Gib deinem Kopf nicht die Möglichkeit, stundenlang darauf herumzukauen. Gestehe dir zu Fehler zu machen und gewöhne dir ab darauf zu schauen, was dir möglicherweise entgangen ist. Stattdessen fühle die Erleichterung, die ein gefasster Entschluss mit sich bringt.

Frage nach der Gestaltung des Abends. Dieses Zaudern ist oft mit einem Gefühl von Unfähigkeit und Schwäche verbunden, mit dem Glauben, den Aufgaben nicht gewachsen zu sein. Dann sind wir froh, wenn uns jemand die Entscheidung abnimmt, auch weil wir ihm später die Schuld geben können, wenn wir mit der Wahl nicht zufrieden sind. Doch so werden wir niemals erwachsen, denn indem wir die Verantwortung abgeben, verlieren wir unsere innere Freiheit. Wenn wir uns aus Angst vor den Konsequenzen lieber gar nicht entscheiden und beim ersten Hindernis aufgeben, braucht unsere Gallenblase Unterstützung.

Verantwortung und Kontrolle

Die Gallenblase trägt gerne die Verantwortung für das eigene Leben, für die getroffenen Entscheidungen und die gemachten Fehler. Dafür übernimmt sie am liebsten die Führung, wie der

Steuermann auf einem Schiff, der das Ruder selbst in der Hand hat und den Kurs bestimmt. Diese Verantwortung für das, was geschieht – oder auch nicht –, macht frei.

Doch Verantwortung kann auch zu einer Bürde werden. Wer sich in alles einmischt, Schwierigkeiten hat, Aufgaben an andere abzutreten und alles lieber selbst erledigt, muss sich gewaltig anstrengen. Die Unfähigkeit, die Fäden aus der Hand zu geben, macht zudem ernst und humorlos und schränkt Spontanität und Kreativität ein. Dann wird die Gallenblase zu einem Feldwebel, der die Macht an sich reißt, alle herumkommandiert und kontrolliert.

Vielleicht steht dahinter die Angst, dass die Dinge nicht im eigenen Sinn ausgeführt werden, der Gedanke, es eh besser zu können, oder einfach die Sorge, die führende Position zu verlieren. Oder es ist sonst niemand da, der die Verantwortung übernehmen möchte, und aus Gewohnheit oder Pflichtgefühl lädst du sie dir dann selbst auf. In jedem Fall ist eine Überforderung vorprogrammiert und die Last der Verantwortung liegt dann schwer auf deinen Schultern (siehe Seite 40–41). Eine übermäßige Kontrolle, von uns selbst und von anderen, führt auch schnell zu einer Anspannung im Bereich des Oberbauchs (siehe Seite 43).

Doch auch die Weigerung, Verantwortung zu übernehmen und das Leben in die eigene Hand zu nehmen, deutet auf die Gallenblasenenergie, die in dem Fall zu schwach ist.

ERFORSCHUNG

Verantwortung

- Gelingt es dir Verantwortung für dich und dein Leben zu übernehmen?
- Kannst du Aufgaben abgeben und delegieren?
- Wenn niemand sonst die Verantwortung trägt – übernimmst du sie dann?

Fitness und Power

Die Gallenblase verkörpert die Kraft des Machers. Das Motto lautet: Nicht reden – handeln! Mit einer gesunden Gallenblasenenergie ist unser Körper kräftig und dazu ausgerüstet sich durchzusetzen. Es besteht ein guter Grundtonus für eine aufrechte Haltung und gleichzeitig eine gewisse Lockerheit im Bewegungsapparat. Eine gut entwickelte Muskulatur schenkt uns Freude an der Bewegung.

Koordination und Balance gehören ebenfalls in den Zuständigkeitsbereich der Gallenblase. Immer wenn wir beim Gehen ein Bein anheben, unterstützt der Meridian, der über die Seiten des Körpers regiert, die jeweils andere Seite, um das Gleichgewicht zu halten. Er sorgt dafür, dass die Hüfte im Gleichgewicht ist.

Eine Unausgewogenheit in diesem Funktionskreis zeigt sich häufig in einem hohen Muskeltonus, Verspannungen, einer eingeschränkten Beweglichkeit sowie in allen einseitigen Symptomen wie Beckenschiefstand oder Ischias.

Pause, Auszeit, Urlaub, Nichtstun

PRAXISTIPP

Für die Gesundheit unserer Gallenblase ist es wichtig, Pausen einzulegen und auf unsere Regeneration achtzugeben. Dazu gehört, dass wir lernen, Aufgaben zu übertragen. Das ist ein wesentlicher Schritt zur Heilung von chronischen Schulterverspannungen und Kopfschmerzen. Dazu gehört auch, denjenigen, der die Arbeit übernimmt, es auf seine Weise erledigen zu lassen. Richte deine Aufmerksamkeit stattdessen auf dich selbst, nutze den Freiraum, der dadurch für dich entsteht, und übe dich im Nichtstun.

Meridiane und Körperzonen
Leber

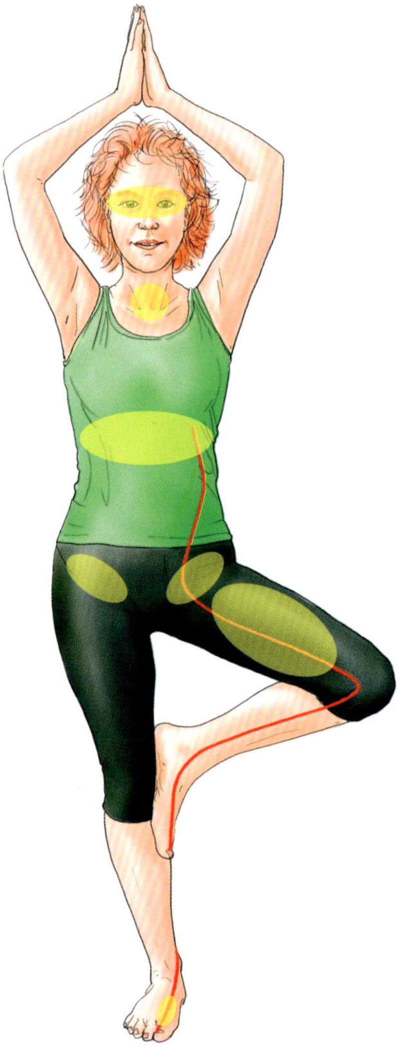

Meridiane und Körperzonen
Gallenblase

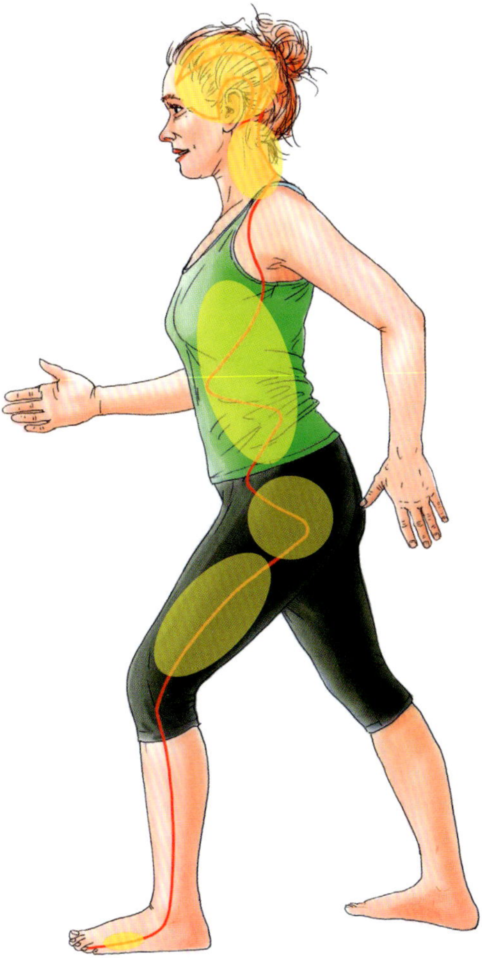

Meridiane und Körperzonen

Die Chinesische Medizin betrachtet ein Organ als einen ganzen Funktionskreis, dem verschiedene Körperbereiche sowie Gefühlszustände zugeordnet sind. Die körperliche, emotionale und geistige Verfassung eines Menschen ist im energetischen Zustand seiner Organe widergespiegelt und drückt sich in den Meridianen aus.

Die Hauptäste dieser Energiebahnen verlaufen an der Oberfläche des Körpers, wo wir sie berühren und massieren können. Hier befinden sich auch die Akupressurpunkte. Die inneren Verläufe in den tieferliegenden Geweben nehmen Kontakt auf mit den Organen, Knochen und Muskeln, Nerven- und Blutbahnen und verbinden letztlich mit feinsten Verästelungen jeden Bereich des Körpers.

Anhand der Meridiane und dem Zustand der zugeordneten Körperzonen und Sinnesorgane lässt sich erkennen, inwieweit wir die mit den Organen verbundenen Themen in unser Leben integriert haben. Sie sind wie eine Landkarte, mit der wir uns selbst entdecken und unsere Stärken wie auch unsere Schwächen erfassen können, um dann Möglichkeiten zu finden, alles wieder ins Gleichgewicht zu bringen.

Alle zwölf Organmeridiane verlaufen symmetrisch auf beiden Seiten des Körpers. Als Yin-Meridian verläuft die Energiebahn der Leber von unten nach oben, von den Füßen aufwärts über die Beine, Bauch und Brust. Der Gallenblasenmeridian, dem Yang zugeordnet, führt von oben nach unten, vom Kopf abwärts über Hals, Rumpf und Beine zu den Füßen.

Akupressur und Meridianmassage

Akupressur und Meridianmassage bewegen die Lebensenergie. Die Akupressurpunkte werden mit Daumen oder Zeige- und Mittelfinger gehalten oder massiert, so kräftig, dass es für dich deutlich spürbar ist. Du hast einen Punkt lange genug gehalten, wenn

- du fühlst, dass das Gewebe an dieser Stelle und darum herum weicher und durchlässiger wird,
- die Druckempfindlichkeit oder der Schmerz weniger werden,
- du ein gleichmäßiges, kräftiges Pulsieren ertastest.

Die Meridianmassage lockert verklebte Strukturen im Bindegewebe, verbessert die Durchblutung, löst Schlackenstoffe, entspannt verkürzte, steife Muskeln, hält das Gewebe geschmeidig und beugt dadurch Verletzungen vor. Regelmäßig, möglichst täglich, angewendet, wird die Wirkung deutlich erhöht.

Die Meridiane liegen in weiten Teilen in den oberflächlichen Faszien*. Viele der hier gezeigten Techniken sind mit der Faszienmassage verwandt. Lege dich für die Massage auf einen Futon oder eine Yogamatte, führe die Bewegungen ganz langsam durch und entspanne dich in sie hinein.

Für die Massage benötigst du zwei Bälle und einen kleinen Flummi. Die Härte der Bälle sollte für dich angenehm sein. Du kannst Tennis- oder Hundebälle oder auch spezielle Faszientherapiebälle verwenden. Für manche Übungen stecke zwei Bälle in einen Strumpf und verschließe ihn mit einem Knoten, sodass die Bälle dicht nebeneinander fixiert sind. Alternativ dazu kannst du auch eine Pilates- oder Faszienrolle verwenden. Die häufig angebotene *Black Roll* ist jedoch für die meisten Menschen zu hart und nimmt dadurch die Freude am Üben.

---

* Faszien umhüllen die Muskeln und bilden ein Netzwerk, das den ganzen Körper durchzieht und alles zusammenhält.

Kopf, Hals und Nacken

Kopf und Nacken werden wesentlich vom Gallenblasenmeridian energetisiert. Hier liegen 20 der insgesamt 44 Gallenblasenpunkte. Insbesondere die Seiten des Kopfes stehen unter dem Einfluss des Gallenblasenmeridians. Er beginnt am äußeren Augenwinkel und verläuft im Zickzack über die Seite des Kopfes in den Nacken und dann über die Halsseite zur Schulter.

Die Kehrtwenden im Meridianverlauf scheinen das Hin und Her von Entscheidungsprozessen, die in unserem Kopf stattfinden, widerzuspiegeln. Der Nacken wird oft steif, wenn wir »hartnäckig« an etwas festhalten, vor allem an unseren Meinungen und Glaubenssätzen, anstatt in alle Richtungen offen zu bleiben.

Unser Schädel ist von einer feinen, aber kräftigen Muskelschicht umgeben. Ist sie durch übermäßige geistige Arbeit und Stress oder auch durch heftige Emotionen verspannt, wirkt sich das auf den Energiefluss im Gallenblasenmeridian aus.

Auch der Lebermeridian beeinflusst das Geschehen in Kopf und Hals. In seinem tiefen Verlauf passiert er die Kehle sowie die Augen und endet am Scheitelpunkt des Kopfes. Ein Kloßgefühl im Hals, das entsteht, wenn wir Wut und Kummer »runterschlucken«, empfindliche Augen sowie Scheitelkopfschmerzen haben mit der Leberenergie zu tun.

Holzsymptome in dieser Körperzone

- Kopfschmerzen, insbesondere Schläfen- und Scheitelkopfschmerzen, Migräne
- Schwindel, Bluthochdruck mit rotem Kopf, Tinnitus
- Augenerkrankungen (siehe Seite 56)
- verspannte Kiefermuskeln, nächtliches Zähneknirschen
- Kloßgefühl im Hals, häufiges Räuspern
- Nackenverspannungen und -steifheit

Kopfmassage

Das Bürsten der Haare fördert den Energiefluss des Gallenblasenmeridians vom Kopf abwärts zum Körper. Bürste vom Haaransatz oberhalb der Stirn über das Schädeldach bis zum Nacken. Beginne in der Mittellinie und gehe dann mit jedem Bürstenstrich ein Stück weiter nach außen bis zu den Ohren.

Anschließend massiere mit den Fingerspitzen langsam und gleichmäßig deinen Kopf, so wie ein Frisör es tut, wenn er deine Haare wäscht. Finde immer wieder neue Stellen, die du mit kleinen, kreisenden Bewegungen massierst, auch hinter den Ohren. Massiere zum Abschluss sanft die Schläfen, wo der Gallenblasenmeridian beginnt.

Gallenblase 20 »Tor des Bewusstseins«

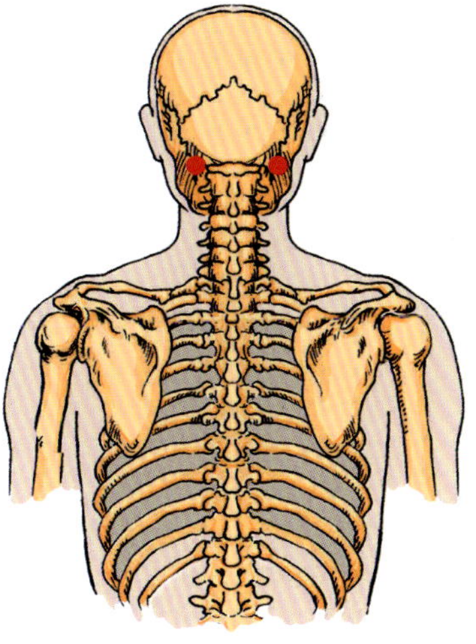

Lage: am unteren Schädelrand in einer Vertiefung zwischen den Ansätzen der beiden Nackenmuskeln, des Trapez- und des Kopfwendermuskels
Wirkung: lässt uns entspannen, wenn wir zu sehr »im Kopf« sind; löst Nackenmuskelverhärtung und fördert dadurch die Beweglichkeit des Halses; löst auch »Steifheit« im Denken und fördert Offenheit gegenüber neuen Impulsen und Ideen; lindert Frustration, Reizbarkeit und Ärger; ist hilfreich bei Kopfschmerzen

Massage des Nackens und von Gallenblase 20

Lege dich flach auf den Rücken. Wenn du mit ausgestreckten Beinen eine Zugspannung im Nacken spürst, stelle die Füße auf. Bewege den Kopf langsam so weit wie möglich nach rechts und nach links. Fällt es dir auf einer Seite leichter? Ist es irgendwo unangenehm? Spürst du Schmerzen? Bewegen sich deine Schultern dabei mit?

Lege nun zwei in einem Strumpf zusammengeknotete Bälle oder eine Faszienrolle direkt an die Schädelbasis. Finde eine Position, die sich angenehm anfühlt. Atme gezielt in den Nacken, lass den Kopf schwer werden und entspanne.

Mache millimeterkleine Nickbewegungen und nach einer Weile deute ein winziges Kopfschütteln an. Dann neige den Kopf zu einer Seite und beschreibe mit ihm kleine Kreise, zunächst in eine, dann in die andere Richtung. Diese behutsame Massage von Gallenblase 20 sollte sich angenehm anfühlen! Bevor du zur anderen Seite wechselst, halte für einen Moment in der Mitte inne und spüre nach.

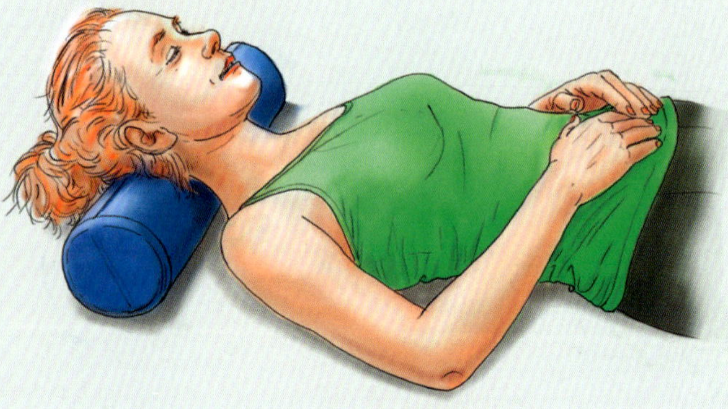

Anschließend entferne die Bälle, lege den Kopf flach auf und drehe ihn dann noch einmal zu beiden Seiten. Fällt dir die Bewegung nun leichter?
Nicht bei einer Schädigung der Halswirbelsäule üben!

Nackenmassage mit Pfefferminzöl

Verteile ein bis zwei Tropfen Pfefferminzöl auf deinen Fingerspitzen und massiere damit die verspannten Stellen im Nacken sowie den Akupressurpunkt Gallenblase 20. Verreibe auch einen Tropfen des Öls auf deinen Schläfen, wo der Gallenblasenmeridian beginnt. Schläfenkopfschmerzen können dadurch gelindert werden. Achte aber darauf, dass die Essenz nicht in deine Augen gelangt!

Das reine ätherische Öl der Minze hat eine erfrischende, belebende Wirkung. Wie ein kühler Wind pustet es durch die Windungen des Gehirns und fegt festgefahrene Vorstellungen und müde Gedanken fort. Wenn sich der Kopf dumpf und voll anfühlt, voll »galliger« Last, klärt die Pfefferminzessenz den Geist und macht munter.

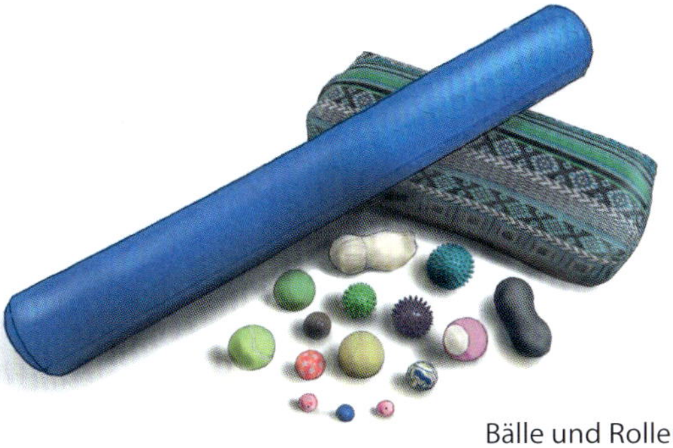

Bälle und Rollen für die Massage

Schultern

Die Schultern, die uns einen großen Bewegungsspielraum verleihen, stehen unter dem Einfluss der Gallenblasenenergie. Vom Nacken aus verläuft der Meridian zur höchsten Stelle der Schulter und dann über die vordere Schulterfurche in die Flanke.

Die Schultern weisen auf die Stärke eines Menschen und seine Fähigkeit hin, Verantwortung zu übernehmen. Das soll auch eine entsprechende Kleidung verdeutlichen: Beim Militär zeigen die Abzeichen auf dem Schulterstück der Uniform den militärischen Rang an. Der Dienstgrad eines Polizisten ist anhand der Sterne auf den Schulterklappen erkennbar. Auch die Frauenmode hat immer wieder mit Schulterpolstern Akzente gesetzt. Als Markenzeichen einer »starken Frau« sind sie besonders in Wirtschaft und Politik beliebt.

An der Kraft und Form der Schultern lässt sich viel über die Persönlichkeit eines Menschen ablesen. Stelle dich für einen Moment vor einen Spiegel und werfe einen Blick auf deine Schultern:

- Gestraffte, rechteckige Schultern vermitteln Macht und Selbstsicherheit.
- Hängende Schultern vermitteln die Botschaft, dass der Mensch sich fühlt, als würde er die Last der ganzen Welt auf seinen Schultern tragen. Er trägt mehr Verantwortung, als er verkraften kann.
- Sind die Schultern in Richtung Ohren hochgezogen, deutet das auf eine ängstliche Haltung hin. Es sieht so aus, als würde versucht, wie eine Schildkröte den Kopf in einen schützenden Panzer zurückziehen.
- Vorgebeugte, nach vorne gekrümmte Schultern zeigen eine Haltung des Selbstschutzes, verbunden mit der Angst verletzt zu werden. Indem Schultern und Arme nach vorne gezogen

werden, soll die Brust und auch das Herz geschützt werden.

- Nach hinten gezogene Schultern zeugen von einer übermäßigen Selbstkontrolle: »Bloß keine Schwäche zeigen!«
- Mit sehr schmalen Schultern hat man Schwierigkeiten, die Belastungen des Lebens zu »schultern«. Wenn Stärke und Breite der Schultern fehlen, ist das oft mit der Schwierigkeit verbunden, das Leben in die eigene Hand zu nehmen.

Holzsymptome in dieser Körperzone

- chronische Schulterverspannungen, die entstehen, wenn wir uns zu große Lasten oder zu viel Verantwortung aufgeladen haben

Gallenblase 21 »Brunnen der Schulter«

Lage: auf dem höchsten Punkt des Schultermuskels, zwei Fingerbreit neben dem Nackenansatz

Wirkung: lockert die Schultermuskulatur; lindert Nackenverspannungen; befreit von Belastendem; leitet die Energie vom Kopf und den Schultern nach unten ab; klärt die Gedanken; ist allgemein entspannend; befreit von festgehaltenen Emotionen; ist hilfreich bei Kopfschmerzen, Überspanntheit, Stress, Frustration, Ärger und dem Gefühl der Überforderung

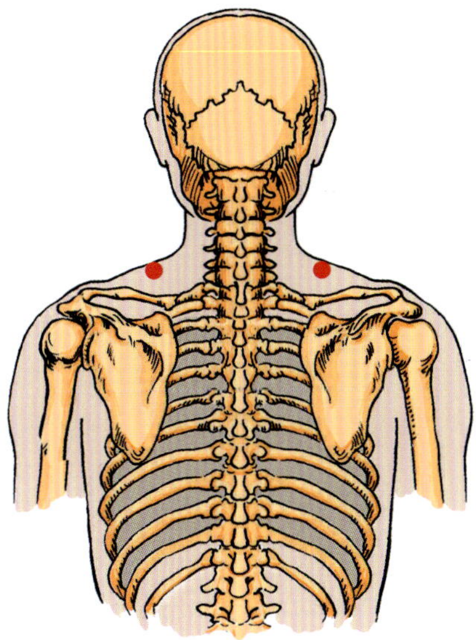

Gallenblase 21 ist der »Testpunkt« der Gallenblase: ist dieser Punkt frei und durchlässig, ist auch die Gallenblase entspannt. Häufig liegt hier jedoch das Zentrum der Schulterverspannungen.

Massage der Schulter und von Gallenblase 21

Lege dich auf den Rücken. Nimm einen Ball und platziere ihn ganz oben unter eine Schulter. Beschreibe nun mit dem Arm langsame Bewegungen: senkrecht nach oben, dann hinter den Kopf und schließlich in einem großen Kreis über die Seite nach unten. Wiederhole dies einige Male, verweile in empfindlichen Bereichen und entferne dann den Ball. Bevor du all das auf der anderen Seite machst, nimm dir einen Moment, um den Unterschied zwischen beiden Schultern zu fühlen.

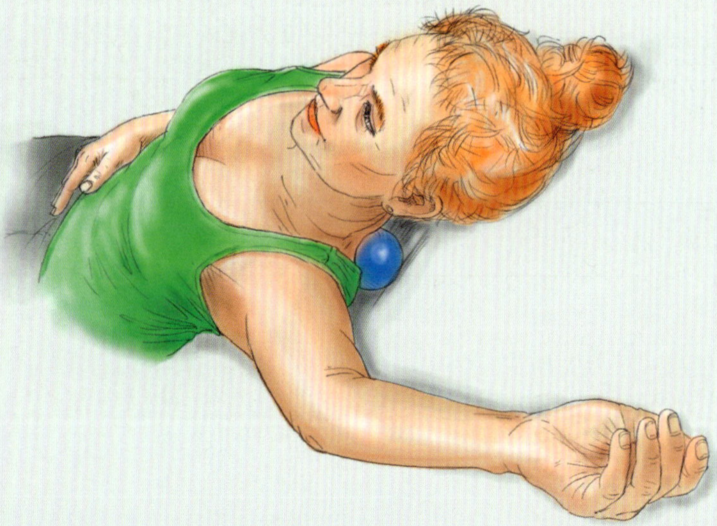

Flanken, Zwerchfell und Oberbauch

Der Gallenblasenmeridian verläuft über die Flanke des Oberkörpers, in einer Zickzacklinie über den seitlichen Rippenbereich bis zur Hüfte. Die Organe Leber und Gallenblase befinden sich unter dem rechten Rippenbogen. Im Oberbauch liegt der Solarplexus, auch Sonnengeflecht genannt, ein bedeutender Sammelpunkt von Nerven, den man auch als »Bauchgehirn« bezeichnet.

Die Leber hat einen großen Einfluss auf das Zwerchfell. Ein ruhiger, tiefer Atem mit einer flexiblen Auf- und Ab-Bewegung des Zwerchfells zeigt eine entspannte Leberenergie an. Häufig werden hier jedoch emotionaler Stress, Ärger und Frustration festgehalten. Das ist bisweilen mit dem Gefühl verbunden, ein zu enges Korsett zu tragen. Spannungen in diesem kräftigen Atemmuskel und dem darunter liegenden Solarplexus entstehen, wenn wir Schwierigkeiten haben, unsere Gefühle zu zeigen, und die Impulse, unser Inneres zum Ausdruck zu bringen, unterdrücken. Sie können auch Zeichen einer übermäßigen Selbstkontrolle sein. Menschen, die sehr beherrscht und kontrolliert sind, neigen besonders zu einer Leber-Qi-Stagnation.

Ist die freie Bewegung des Zwerchfells behindert, wird es für die Lungen schwierig, sich mit dem Einatmen nach unten hin auszudehnen. Das kann sich so anfühlen als als wären wir in zwei Hälften geteilt und das Bewusstsein vom unteren Teil des Körpers abgeschnitten. In dem Versuch, die Zwerchfellspannung zu lösen und dadurch das tiefe Durchatmen zu erleichtern, seufzen wir unentwegt.

Ein energetischer Stau im Oberbauch kann sich auch auf die Verdauung auswirken: alles liegt schwer »wie ein Stein« im Magen.

Holzsymptome in dieser Körperzone

- Völlegefühl in Brust und Bauch
- Anspannung im Zwerchfell und im Solarplexus
- Spannungen und Überempfindlichkeit im Rippenbogen
- Schmerzen in den Flanken, Seitenstechen

Raum für die Flanken und das Zwerchfell

Lege eine dick aufgerollte Decke oder ein Yogakissen quer auf den Boden. Setze dich mit angewinkelten Beinen seitlich davor und lehne dich mit über dem Kopf ausgestreckten Armen darüber. Verweile für 2–3 Minuten in dieser Position. Atme tief in die Flanken und spüre die Öffnung deiner ganzen Seite. Bevor du die andere Seite dehnst, begib dich einen Moment in Rückenlage und nimm die Unterschiede zwischen beiden Seiten wahr.

Um das Zwerchfell zu öffnen und dem Solarplexus mehr Raum zu geben lege dich mit deinem mittleren Rücken auf die aufgerollte Decke, die Arme zu den Seiten geöffnet. Richte deine Aufmerksamkeit auf Rippenbogen und Oberbauch und atme voll und tief.

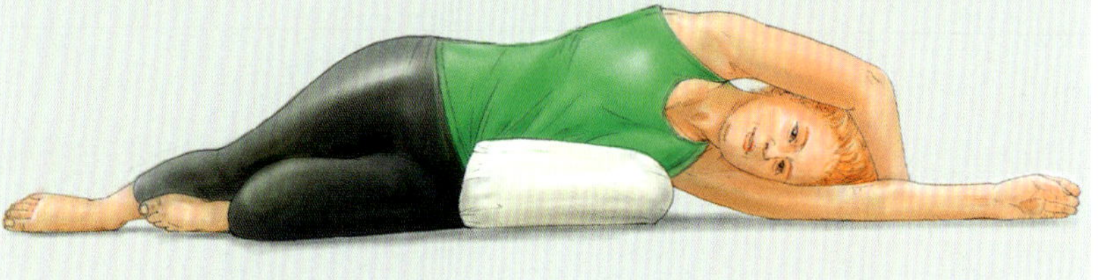

Alarmpunkte

Jedem Organ ist ein Alarmpunkt zugeordnet, der bei einem Ungleichgewicht des Organs und seines Funktionskreises berührungsempfindlich ist. Das Halten der Punkte wirkt ausgleichend.

Die Alarmpunkte von Leber und Gallenblase befinden sich auf den Rippenbögen. Dieser Bereich fühlt sich oft angespannt oder gar eingeschnürt an, und ist bei vielen Menschen druckempfindlich. Ein tiefes Durchatmen fällt dann schwer. Durch eine intensive Stimulation dieser beiden Alarmpunkte können körperliche und seelische Giftstoffe, auch Frustration und Ärger, die hier gespeichert wurden, freigesetzt werden. Es kann zu Entgiftungserscheinungen wie Unwohlsein oder Übelkeit kommen.

Leber 14 »Tor der Hoffnung«

Lage: am inneren Ende des sechsten Zwischenrippenraums, senkrecht unterhalb der Brustspitze
Wirkung: Alarmpunkt der Leber; unterstützt den freien Fluss der Energie im ganzen Körper; löst Spannungen im Zwerchfell; wirkt stimmungsaufhellend, gibt neue Hoffnung

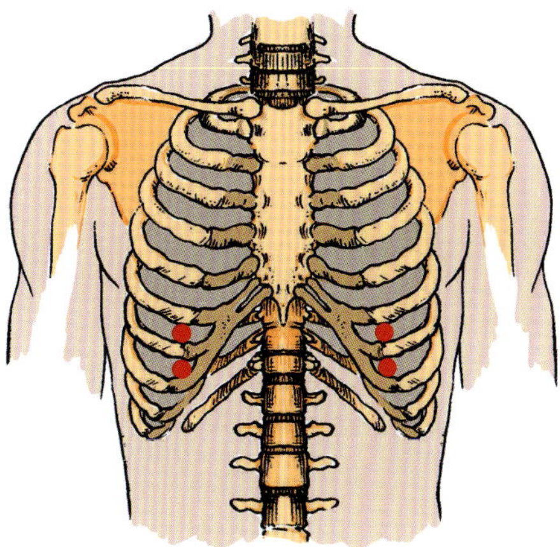

Gallenblase 24 »Sonne und Mond«

Lage: am inneren Ende des siebten Zwischenrippenraums nahe zum Brustbein beziehungsweise senkrecht unterhalb der Brustspitze

Wirkung: Alarmpunkt der Gallenblase; gleicht aus zwischen oben und unten, rechts und links, zwischen Verstand und Gefühl; besänftigt die Emotionen; harmonisiert den Fluss der Lebensenergie

Behandlung der Alarmpunkte

Sitze aufrecht am Boden oder auf einem Stuhl. Streiche den unteren Brustkorb einige Male von vorne zu den Seiten hin aus, jeweils mit dem Ausatmen. Nach einer Weile kannst du die Intensität des Ausstreichens erhöhen. Anschließend halte nacheinander die Alarmpunkte von Leber und Gallenblase auf beiden Seiten mit den Fingerspitzen. Atme dabei tief durch und stelle dir vor, das »Tor der Hoffnung« (Leber 14) zu öffnen.

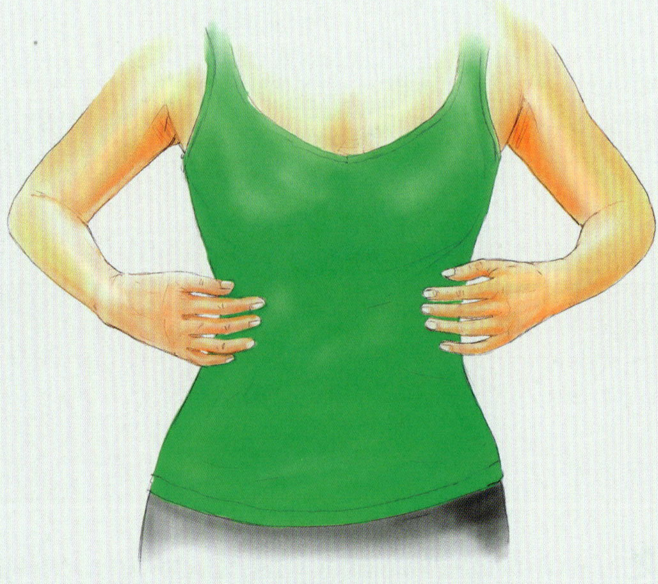

Becken, Leisten und Genitalien

Der Lebermeridian fließt durch die Leistenbeuge. Zusammen mit den Meridianen von Milz und Niere energetisiert er die Beckenorgane. Die Leber sorgt für den freien Fluss der Energie und des Blutes im Bereich der Genitalien. Sie hat einen großen Einfluss auf die Menstruation und ermöglicht einen leichten und schmerzfreien Blutfluss.

Der Zustand der Leberenergie wirkt auch auf unsere Sexualität, unser Empfinden dabei und unsere Lust. Sex kann eine Quelle umfassender Glückseligkeit sein, doch häufig ist unsere Sexualität oder auch fehlender Sex der Auslöser von tiefer Frustration und damit die Ursache einer Leber-Qi-Stagnation. Insbesondere die männliche Sexualität wird von der Leber geprägt – die Spannkraft des Penis ist eine Funktion von Leber und Nieren.

Männer erleben ihre sexuelle Erregung häufig als innere Anspannung. Wenn sie zu wenig Sex haben oder sexuell frustriert sind, bekommen sie schlechte Laune, werden ruhelos oder wütend. Andersherum können Stress oder gestaute Emotionen bei ihnen zu einem sexuellen Verlangen führen und zu dem drängenden Wunsch nach einer Entladung. Sex wird dann zu einem Ventil, um kurzfristig Spannungen abzulassen. Das führt jedoch weder zu einem erfüllten Miteinander, noch werden die zugrunde liegenden Konflikte, die den inneren Druck verursacht haben, dadurch gelöst.

Eine beglückende sexuelle Begegnung hingegen bewegt die Lebensenergie im ganzen Körper und hüllt uns ein in Freude und Liebe.

Holzsymptome in dieser Körperzone

- schmerzhafte Menstruation, prämenstruelle Beschwerden
- Libidomangel wegen großer Anspannung

Leber 12 »Erregter Puls«

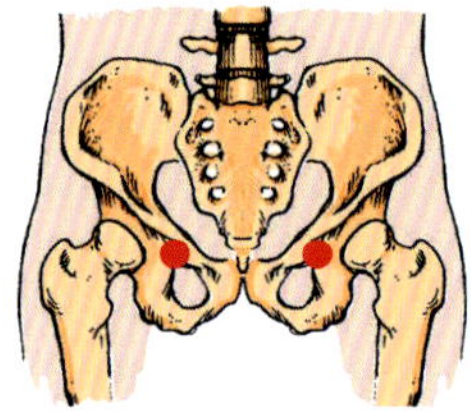

Lage: in der Leistenbeuge, 2,5 Daumenbreit seitlich der Mittellinie, 1 Daumenbreit unterhalb der Schambeinoberkante

Wirkung: löst eine Anspannung in der vorderen Beckenregion, wodurch sich der »erregte Puls« (Name!) beruhigt und entspannt

Massage der Leisten

Lege dich auf den Rücken und bringe deine Hände auf die Leisten. Wie fühlt es sich hier an? Kraftvoll und durchlässig, oder vielleicht spannungslos und zu offen, sodass äußere Einflüsse ungefiltert eindringen können und du ihnen schutzlos ausgeliefert bist. Dann stelle dir einen Schutzwall vor, dessen Pforte du nur öffnest, wenn es sich gut anfühlt. Nimmst du hier jedoch eine starke Abwehrspannung wahr, visualisiere einen Wasserlauf, der die Hindernisse sanft umspült und seinen Weg findet.

Nimm zwei kleine Bälle und massiere mit ihnen die Leisten in kleinen kreisenden Bewegungen, vom Schambein bis zu den Hüftknochen. Übe einen angenehmen Druck aus.

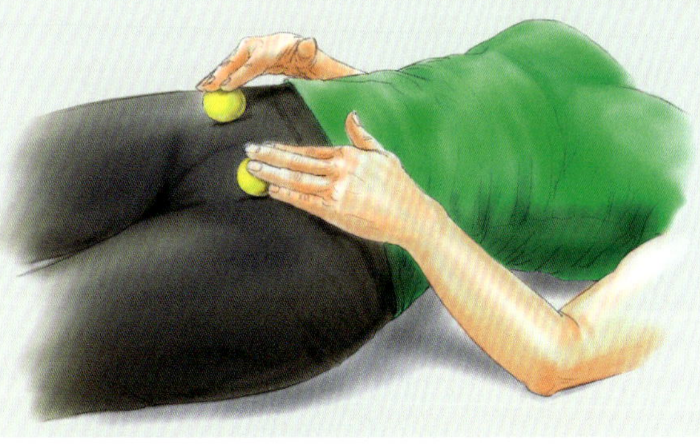

Hüfte

An der Hüfte umrundet der Gallenblasenmeridian den Darmbeinstachel und wandert von dort über das Gesäß zu Gallenblase 30. Wie die Schultern gibt uns auch die Hüfte Bewegungsspielraum. Durch ihre große Flexibilität können wir die Beine in einem weiten Radius bewegen, unterschiedliche Möglichkeiten ausloten und schließlich eine Richtung einschlagen. Dann kommen aus der Hüfte heraus die entscheidenden Schritte, um dynamisch und kraftvoll durchs Leben zu gehen: »mit voller Kraft voraus«.

Doch ein stundenlanges Hocken auf einem Stuhl – die Deutschen haben die zweifelhafte Ehre »Sitzweltmeister« zu sein – schränkt die Beweglichkeit der Hüfte ein und lässt unseren Gang steif und ungelenk werden.

Holzsymptome in dieser Körperzone

- mangelnde Beweglichkeit der Hüfte
- Hüftarthrose, Ischias

Gallenblase 30 »Im Kreise springen«

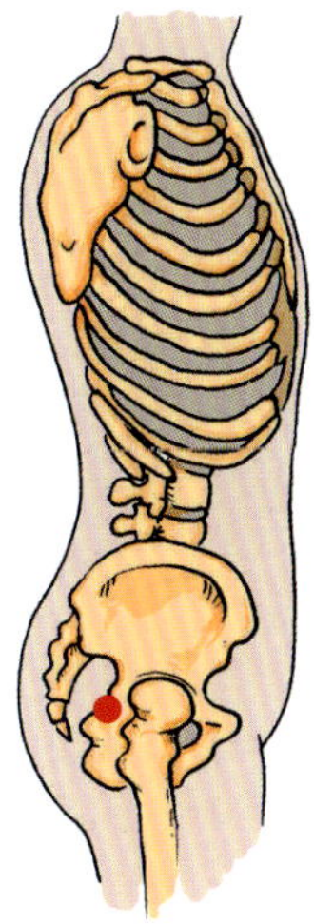

Lage: an der Außenseite des Gesäßes in der größten Vertiefung; in Seitenlage bei einem gebeugten Hüftgelenk findest du den Punkt hinter dem Rollhügel, wenn du den Oberschenkel aufwärts streichst
Wirkung: setzt in Bewegung und verhilft zu tatkräftigen, nach vorne gerichteten Aktionen, wenn wir nicht »aus der Hüfte« kommen und uns ständig im Kreis bewegen; hilfreich bei Bewegungseinschränkung des Hüftgelenks, Kreuz- und Hüftschmerzen, Ischiasbeschwerden

Massage der Hüfte und von Gallenblase 30

Nimm in Rückenlage die Schmetterlingsposition ein: Stelle dafür die Füße nebeneinander auf und lasse die Knie vorsichtig nach außen fallen, sodass die Fußsohlen aneinander liegen. Ruhe für einen Moment in dieser Position und spüre den Bewegungsspielraum deiner Hüfte. Diese Position öffnet den Lebermeridian, der über die Innenseiten der Beine und die Leiste verläuft.

Nimm zwei Bälle, lege sie jeweils unter die Mitte der Gesäßhälften und lasse den Druck wirken. Mache kleine Bewegungen aus der Hüfte. Spanne die Gesäßmuskeln für ein paar Sekunden lang an, lasse dann los und dein ganzes Gewicht wieder auf die Bälle sinken.

Dann führe die Knie zusammen und stelle die Füße auf. Bringe ein angewinkeltes Bein zum Oberkörper und lasse es kreisen, zunächst in eine Richtung, dann in die andere. Wiederhole dies auf der anderen Seite. Sollten die Bälle dabei verrutschen, fixiere sie mit deinen Händen.

Entferne die Bälle, komme zurück in die Schmetterlingsposition und fühle, ob sich die Beweglichkeit in der Hüfte erhöht hat. Anschließend ruhe in entspannter Rückenlage.

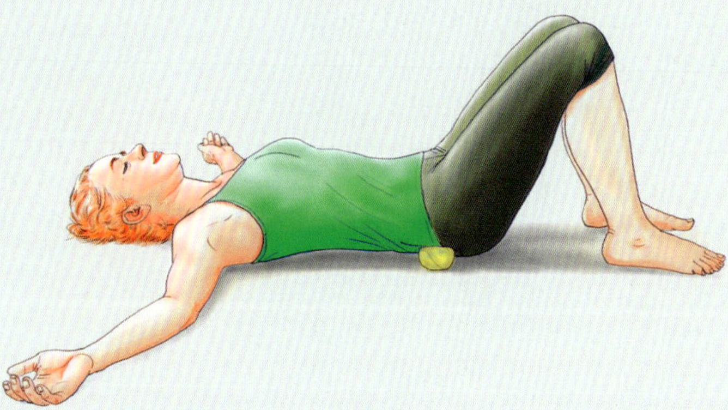

Beine

Der Gallenblasenmeridian ist – zusammen mit dem Magen- und dem Blasenmeridian – für eine aufrechte Körperhaltung zuständig. Er verläuft über die Mitte der Beinaußenseite entlang der »Hosennaht« in Richtung Füße. Hier befinden sich bei Uniformen die »Generalsstreifen«, als Symbol der Macht des Befehlshabers, oder auch die Linien auf den Sporthosen von Adidas, die Muskeln und einen athletischen Körperbau symbolisieren.

Der Lebermeridian verläuft über die Mitte der Beininnenseite zur Leistenbeuge. Bei der Meridianmassage behandle den Gallenblasen- vor dem Lebermeridian, denn dort staut sich die Energie zuerst.

Gallenblase 31 »Marktplatz des Windes«

Lage: in der Mitte der Außenseite des Oberschenkels

Wirkung: unterstützt die Ausscheidung von körperlichem und seelischem Ballast; befreit festgehaltene Emotionen; wirkt befreiend bei Frustration, unausgedrücktem Ärger, Reizbarkeit und Ungeduld; regt an und setzt in Bewegung

Der Bereich um Gallenblase 31 wird als »Zone der nicht gelebten Träume« bezeichnet. Hier werden Gefühle von Frustration und Wut über ungenutzte Möglichkeiten als Schlackenstoffe eingelagert. Das Fasziengewebe ist in diesem Bereich oft verklebt und druckempfindlich.

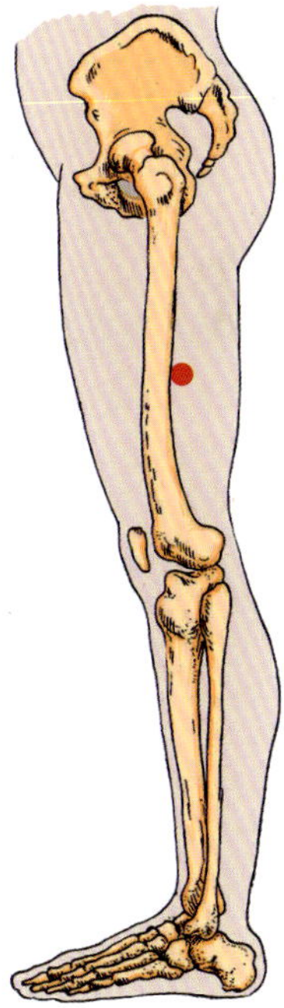

Meridianmassage der Oberschenkelaußenseite

Begib dich in die Seitenlage und bringe die Doppelbälle oder eine Faszienrolle unter eine Oberschenkelaußenseite. Stütze dich mit den Armen ab und lass dein Gewicht auf die Rolle sinken. Die Beine können beide ausgestreckt sein. Wenn das für dich zu intensiv ist, stelle den Fuß des oberen Beins auf. Dann wandere mit den Bällen oder der Rolle Punkt für Punkt die Außenseite des Beins von der Hüfte abwärts bis zum Knie. Mache an jeder Stelle kurze Rollbewegungen, vor und zurück, wodurch ein Bereich von etwa fünf Zentimetern massiert wird. Nimm dir dafür Zeit.

Die Behandlung der Oberschenkelaußenseite ist in der Regel sehr schmerzhaft. Damit dein Körper dabei keine Abwehrspannung einnimmt, wähle weiche Bälle aus oder eine Unterlage, die etwas nachgibt, wie ein Futon. Wenn du auf empfindliche Bereiche triffst, atme ganz gezielt dort hin und mache nur winzige Bewegungen. Rolle zum Abschluss die ganze Oberschenkelaußenseite entlang, so als würdest du einen Kuchenteig ausrollen. Bevor du zum anderen Bein wechselst, ruhe für einen Moment in Rückenlage und spüre den Unterschied zwischen den Beinen.

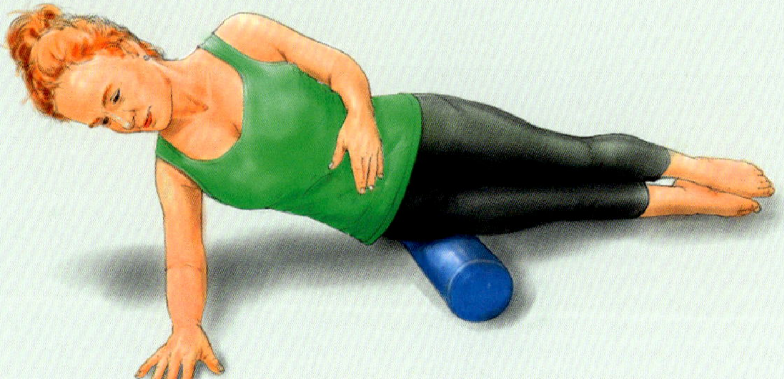

Meridianmassage der Oberschenkelinnenseite

Für die Massage des Lebermeridians lege dich auf den Bauch, winkle ein Bein an und lege die Innenseite deines Oberschenkels auf die Doppelbälle beziehungsweise die Faszienrolle. Lass das ganze Gewicht des Beins darauf sinken. Stütze dich nun mit den Armen ab und wandere in kleinen Schritten die Linie des Lebermeridians entlang, von dem Bereich oberhalb des Knies bis zur Leiste. Behandle jeden Punkt mit zentimeterkleinen, rollenden Bewegungen. Auch diese Körperregion ist oft druckempfindlich!

Eine tägliche Massage der Oberschenkel kann Kniebeschwerden lindern, denn sie werden häufig durch eine Anspannung des Gallenblasen- und Lebermeridians und eine Verklebung der sie umgebenden Faszien verursacht.

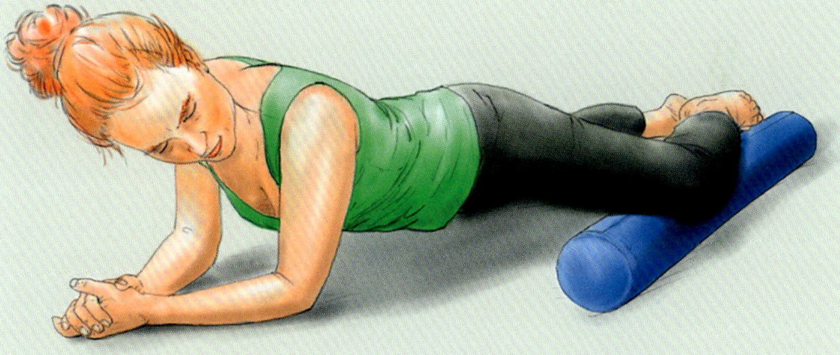

Füße

Beide Meridiane verlaufen über die Fußoberseite, der Lebermeridian zwischen erster und zweiter Zehe, der Gallenblasenmeridian zwischen vierter und fünfter Zehe.

Stark angespannte Sehnen, durch die die Zehen nach oben gebogen sind, deuten auf eine große innere Anspannung. Das gilt ganz besonders für die großen Zehen.

Leber 3 »Mächtiger Ansturm«

Lage: auf dem Fußrücken in einer Vertiefung im Winkel zwischen erstem und zweitem Mittelfußknochen, ein Daumenbreit oberhalb des Grundgelenks der großen Zehe; der Punkt ist oft druckempfindlich
In der Schwangerschaft nur sanft halten!
Wirkung: wichtigster Punkt bei Stagnation der Energie und der Emotionen; fördert den gleichmäßigen Fluss von Energie und Blut im ganzen Körper; besänftigt aufgestaute Emotionen, wie unterdrückte Wut und Frustration; lindert Ungeduld; wirkt ausgleichend und beruhigend; entspannt und nährt Sehnen, Bänder und Muskeln; hilfreich bei prämenstruellen Spannungen, Menstruationskrämpfen, Kopfschmerzen sowie bei verkrampfter Muskulatur

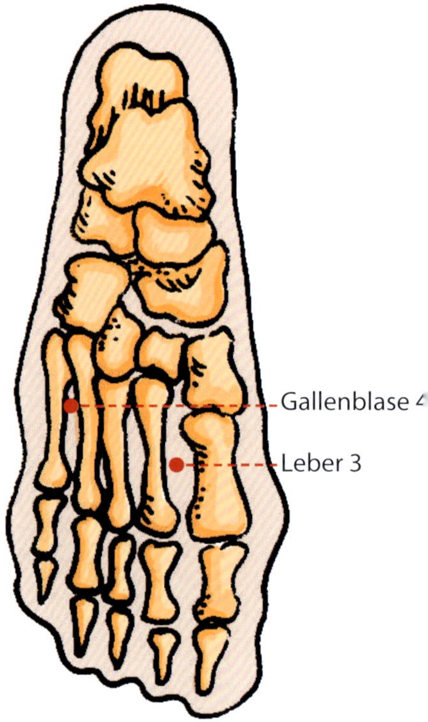

Gallenblase 41 »Tränen am Fuß«

Lage: zwischen dem vierten und fünften Mittelfußknochen, von den Zehen aus oberhalb der Sehne in einer Vertiefung; wenn der kleine Zeh abgespreizt wird, tritt die Sehne zwischen den Mittelfußknochen hervor
Wirkung: löst aufgestaute Emotionen, fördert die Entspannung; hilfreich bei innerer Anspannung, Missmut und Ärger, Kopfschmerzen und müden, überanstrengten Augen

Massage der Fußoberseite und von Leber 3 und Gallenblase 41

Nimm einen kleinen Ball in der Größe eines Flummis und massiere damit den ganzen Fußrücken und die Zehen. Wandere die Linien zwischen den Mittelfußknochen entlang und gib dann Leber 3 und Gallenblase 41 deine besondere Aufmerksamkeit. Die Fußoberseite kann sehr empfindlich sein.

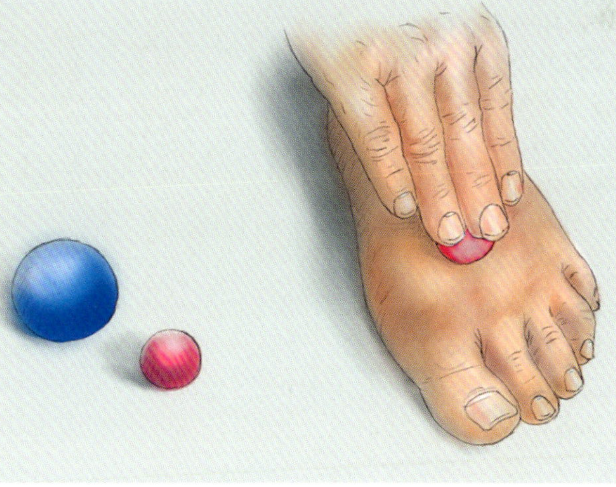

Diagnostische Zeichen für das Holzelement

Augen

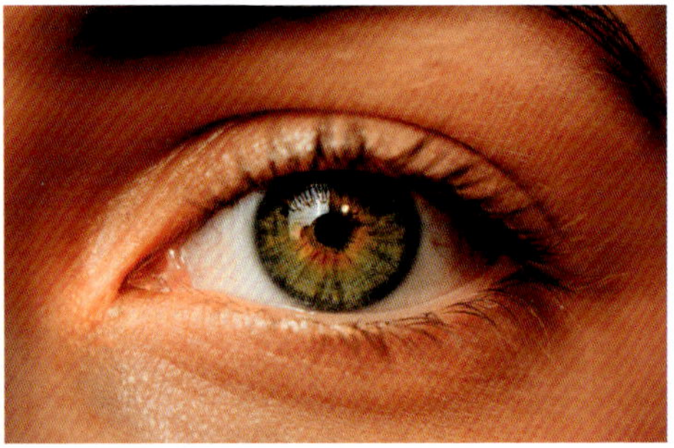

Ein innerer Ast des Lebermeridians durchströmt den Augapfel. Eine ausgeglichene Leberenergie schenkt uns gesunde Augen, ein gutes Sehvermögen und einen klaren, frischen Blick. Empfindliche, gerötete, trockene, juckende, licht- und windempfindliche, entzündete Augen sowie ein eingeschränktes Sehvermögen, insbesondere eine stark unterschiedliche Sehkraft beider Augen oder eine verschwommene Sicht, sind immer ein Zeichen, dass das Holzelement eine Unterstützung braucht.

»Leberfalten«

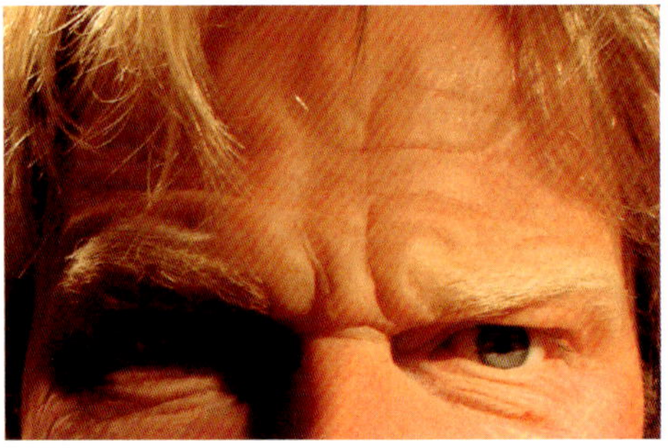

Zwei senkrechte Falten zwischen den zusammengezogenen Augenbrauen deuten auf die Leberenergie. Findet man hier tief eingeschnittene Furchen, ist das ein Hinweis auf Anspannung, Enttäuschung, Frustration oder Wut. Neben den Emotionen können auch ein erhöhter Alkoholkonsum oder eine Ernährung mit einem Übermaß an gehärteten Fetten, Zucker und chemischen Zusätzen diese Falten verursachen.

Finger- und Fußnägel

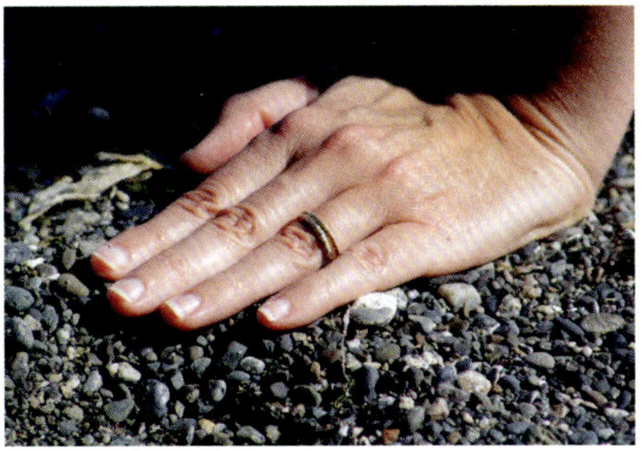

Eine gesunde Leber schenkt uns kraftvolle, elastische, glänzende Finger- und Zehennägel. Hingegen sind trockene, brüchige, eingerissene Nägel, sowie Rillen und Furchen Zeichen eines Ungleichgewichts. Das Abkauen der Fingernägel deutet auf eine starke innere Anspannung oder eine gegen sich selbst gerichtete Aggression.

Die Fähigkeit zu schreien

Die Kraft des Holzes verleiht die Fähigkeit, uns durch eine laute Stimme Gehör zu verschaffen und zu schreien. Kinder empfinden Freude daran, ihre Stimme zu erheben. Darin drückt sich ihre Lebendigkeit aus oder der Wunsch nach Aufmerksamkeit.

Bei Erwachsenen ist jedoch eine Stimme, die permanent lautstark und durchdringend oder gar schneidend ist, ein Zeichen eines Ungleichgewichts. Auf der anderen Seite gilt das auch für Menschen, die gar nicht schreien können und so leise sprechen, dass man beim Zuhören meint, ein Hörgerät zu brauchen. Mitunter zeigt sich eine Dysbalance in der Schwierigkeit, den Mund aufzumachen und seine Meinung zu sagen.

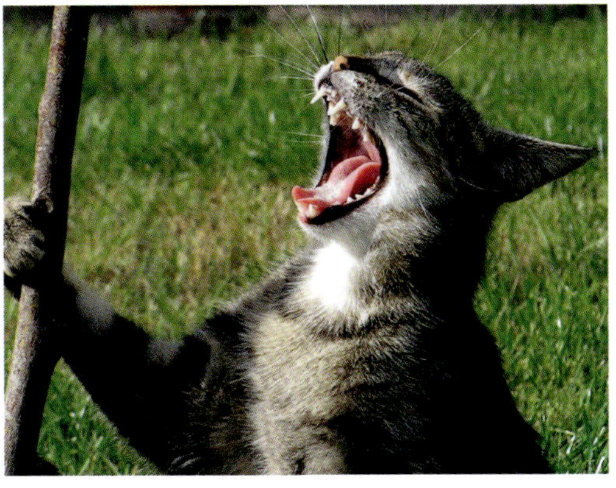

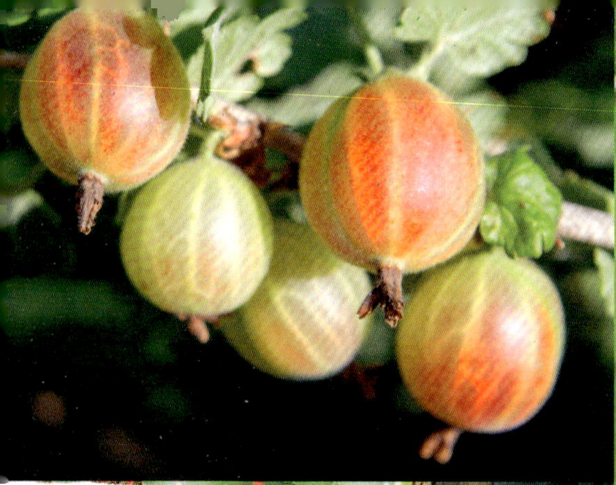

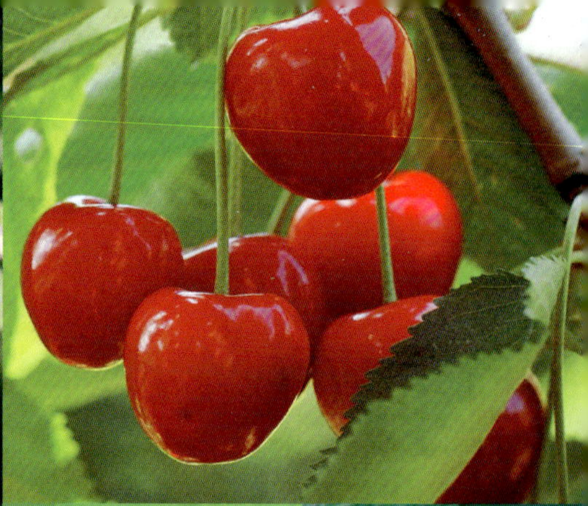

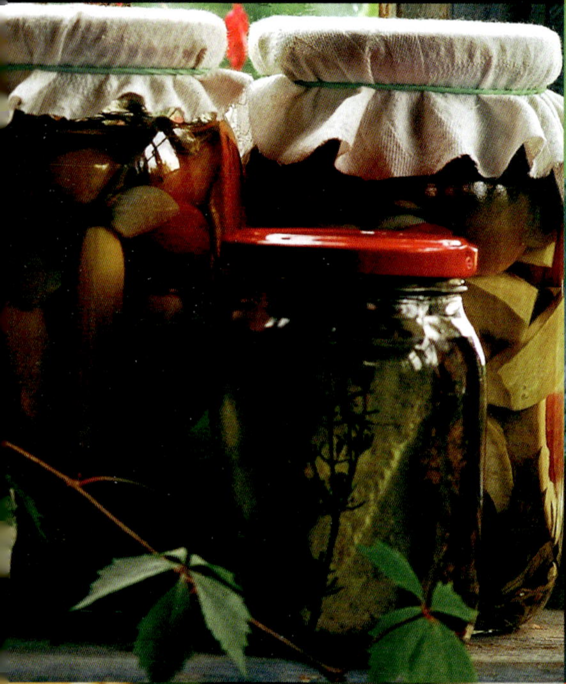

sauer

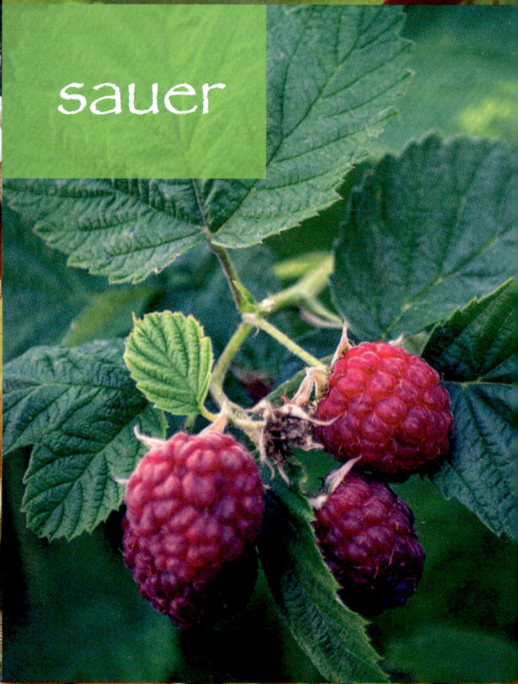

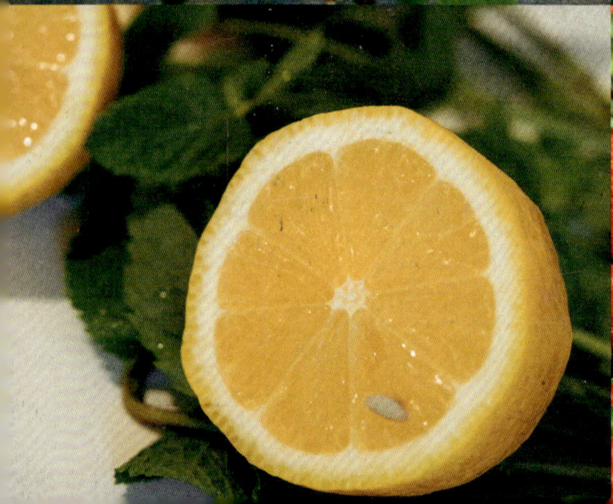

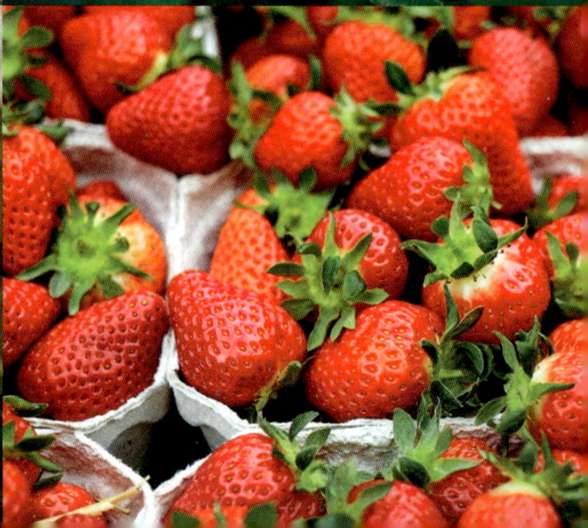

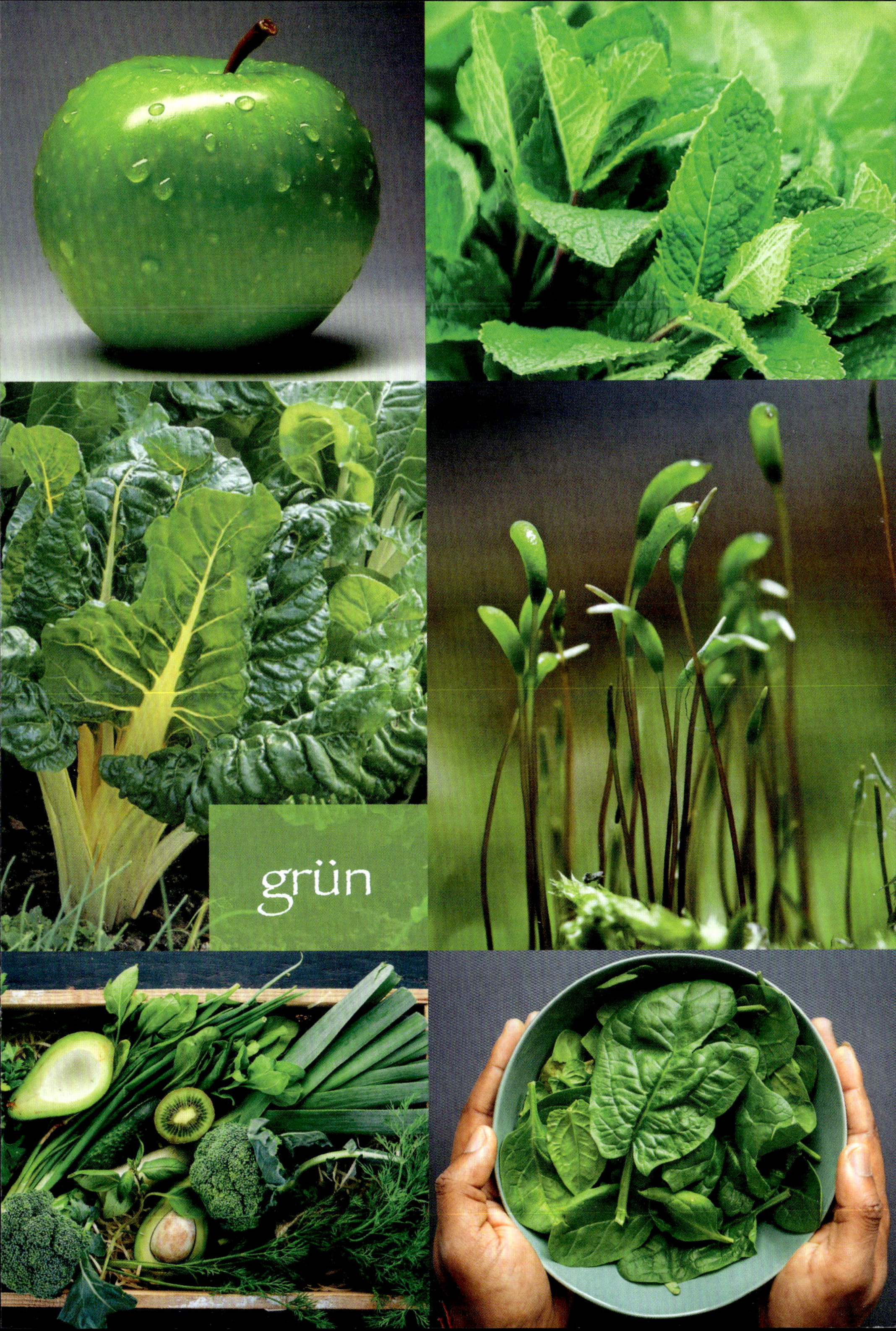
grün

Essen für Leber und Gallenblase

Unsere Ernährungsgewohnheiten haben einen großen Einfluss auf die Gesundheit von Leber und Gallenblase. Eine schwere Kost mit großen Mengen an weißem Mehl, Zucker und gesättigten Fettsäuren stellt eine enorme Herausforderung für die beiden Organe dar. Auch die chemischen Zusatzstoffe und gehärteten Fette in den meisten Fertigprodukten belasten die Leber, denn sie muss diese »Gifte« eliminieren. Wenn es dazu noch an körperlicher Bewegung mangelt, fällt es dem Körper schwer, all das zu verdauen.

Die Leber leidet besonders unter innerer Hitze und Trockenheit. Nicht nur Stress und hochkochende Emotionen führen zu einer körperlichen und seelischen Überwärmung. Auch üppige sowie scharf angebratene Speisen, scharfe Lebensmittel wie Knoblauch und Zwiebeln, Gewürze wie Nelken, Pfeffer und Chili oder Schnaps und schwefelhaltiger Rotwein verursachen Hitze im Körper und trocknen ihn aus. Dann braucht es eine Erfrischung durch eine leichte, lebendige und ausgewogene Nahrung. Von allen fünf Geschmäckern haben zwei einen besonderen Bezug zur Leber: sauer und süß.

Der saure Geschmack

Lebensmittel mit einem sauren Geschmack halten das Holz geschmeidig. Sie haben (mit Ausnahme von Essig) eine abkühlende Wirkung und bewahren durch ihren zusammenziehenden Charakter die Säfte im Körper. In Maßen regelmäßig verzehrt, regen sie die Leber an. Eine deutliche Abneigung gegenüber sauren

Nahrungsmitteln oder auch ein starkes Verlangen danach deuten darauf hin, dass die Leber eine Unterstützung braucht.

»Bevor du in die Luft gehst, greife lieber zur ... Zitrone*«: Wenn du ein aufbrausendes Temperament hast und zu Ungeduld und hitzigen Reaktionen neigst, sind erfrischende Nahrungsmittel mit einem leicht sauren Geschmack eine Erleichterung. Bevor deine Leberenergie bei einem Wutanfall wie geschüttelter Sprudel in einer Flasche rasch und heftig nach oben schnellt, esse oder trinke etwas Saures. Das kühlt und befeuchtet den Körper und verhindert dadurch, dass die Emotionen ihn zu sehr austrocknen.

Zu den sauren Nahrungsmitteln zählen verschiedene Obstsorten wie Erdbeeren, Johannisbeeren, Preiselbeeren, Rhabarber, Sanddorn, Sauerkirschen und Stachelbeeren; Zitrusfrüchte wie Zitronen, Limetten oder Orangen; Sauermilchprodukte wie Joghurt, Quark oder Kefir und Früchtetees.

Besonders empfehlenswert ist milchsauer eingelegtes Gemüse, die sogenannten Pickles. Sie unterstützen den Stoffwechsel und helfen der Leber, Gifte auszuscheiden. Zudem spielen sie eine wichtige Rolle für die Darmgesundheit. Dieses fermentierte Gemüse sollte regelmäßig in kleinen Mengen verzehrt werden, es genügen 1–2 Esslöffel zu jeder Mahlzeit.

Der süße Geschmack

Der süße Geschmack hat eine große Bedeutung in der Ernährung, denn er erzeugt Energie, baut kostbare Körperflüssigkeiten auf und ist wichtig für die Blutbildung. Er ist wohltuend für die Leber, weil er beruhigt und eine innere Anspannung besänftigt. Der süße Geschmack hat die Gabe, die Stagnation von Energie

* Frei nach einem Fernsehwerbespot der 70er Jahre

für einen Moment aufzulösen. Daher greifen wir bei emotionalem Stress und Kummer schnell zu einem Schokoriegel. Die Leberenergie bekommt dadurch für kurze Zeit einen Aufwärtskick und es geht uns besser.

Die einfachen oder »leeren« Kohlenhydrate in Süßigkeiten geben uns zwar kurzfristig Energie, vor allem aber überschwemmen sie den Körper mit dem Abfallprodukt »Feuchtigkeit« und hemmen den Qi-Fluss. Das gilt ganz besonders für eine Kombination von süß und sauer, wie in einem Fruchtjoghurt: Süß befeuchtet und das Saure sorgt in seiner zusammenziehenden Wirkung dafür, dass die Feuchtigkeit im Körper bleibt, was langfristig zu einer Verschleimung führt. Anzeichen dafür sind unter anderem Müdigkeit nach den Mahlzeiten, Trägheit, Abwehrschwäche, sowie Schwierigkeiten sich zu konzentrieren.

Die oben beschriebene positive Wirkung des süßen Geschmacks finden wir beispielsweise in der milden Süße von Hirse und Süßreis sowie in vielen Gemüse wie Karotten oder Kürbis.

Grüne Nahrungsmittel

Grün ist die Farbe des Holzelements, daher tragen alle grünen Lebensmittel eine Frühlingsenergie in sich und unterstützen Leber und Gallenblase: Dazu gehören frische Kräuter, besonders Frühlingskräuter wie Löwenzahn oder Brennnessel und grünes Gemüse wie Mangold, Brokkoli, Grünkohl, Bärlauch und Spinat. Werden sie nur kurz gekocht oder blanchiert, bleibt ihre Frische erhalten. Die Leber liebt auch die schnell wachsenden Sprossen und Keimlinge, die eine geballte Lebenskraft enthalten, gespickt mit Proteinen, Vitamin B und Verdauungsenzymen. Ihre Herstellung in der eigenen Küche ist leicht und braucht nicht viel Platz. Auch grüne Salate, die modernen Green Smoothies und insbesondere Weizengrassaft geben der Leber einen Kick. Allerdings sollten sie aufgrund ihrer abkühlenden Wirkung auf das Verdauungsfeuer nur in kleinen Mengen genossen werden.

Was der Leber nicht guttut

- üppige, fette Speisen
- Frittiertes, Gegrilltes und scharf Angebratenes
- scharfe Speisen und Gewürze: Knoblauch, rohe Zwiebeln, Chili, Pfeffer, Yogitee
- Schnaps und schwefelhaltiger Rotwein
- Wurst, Käse
- gesättigte Fettsäuren in Chips, Pommes frites und den meisten Fertigprodukten
- chemische Zusatzstoffe wie Geschmacksverstärker oder Konservierungsmittel

Was die Leber liebt

- grünes Gemüse: Mangold, Brokkoli, Grünkohl, Bärlauch, Spinat
- frische Gartenkräuter, Radieschen
- Sprossen, Keimlinge
- Weizengrassaft
- milchsauer eingelegtes Gemüse, Sauerkraut, saure Gurken, Umeboshipflaumen
- frische Beeren, Weintrauben, Aprikosen, Pflaumen
- Gedünstetes, Blanchiertes

In den folgenden zwei Kapiteln geht es um die am häufigsten vorkommenden Ungleichgewichte im Funktionskreis der Leber. Wir geben hier vor allem hilfreiche Ernährungstipps.

Leber-Qi-Stagnation

Die Aufgabe der Leber ist es, die Energie zu bewegen (siehe Seite 17–19) und sie im Körper zu verteilen. Die Ursachen eines Leber-Qi-Staus liegen häufig in Leistungs- und Zeitdruck, unterdrückten Emotionen, zu viel Grübeln und mangelnder Bewegung. Auch zu viele Süßigkeiten, zu üppiges, reichhaltiges, hastiges Essen oder ein Übermaß an Alkohol können den Qi-Fluss behindern.

Besteht die Leber-Qi-Stagnation über längere Zeit, führt das leicht zu Hitze. Als Folge kommt es bei vielen Menschen zu einer Abneigung oder Unverträglichkeit von hohen Temperaturen. Die Anzeichen eines Energiestaus können vielfältig sein (siehe gegenüberliegende Seite).

Kräuter und Nahrungsmittel, die das Qi bewegen

Es gibt einige Kräuter und Gewürze, die die Energie bewegen und Stagnation auflösen. Am wirksamsten sind die von Pfefferminz oder Ringelblumen als Tee aufgebrühten Blüten und Blätter. Auch die Blütentees von Rosen, Jasmin (mit Schwarztee), Orangen- oder Pflaumenblüten, Lavendel und Kamille bringen das Qi zum Fließen. Ihr duftendes Aroma, leicht wie ein Hauch, erreicht die Psyche und lässt uns wieder durchatmen.

Passionsblüte und Safran beruhigen die Gallenblase und das Herz. Für die Verdauung und den Unterleib eignen sich Schafgarbe und Frauenmantel. Bei Leber-Qi-Stagnation mit Völlegefühl und Blähungen kann man sich helfen mit Kurkumatee oder den »Vier-Winde-Kräutern« Kümmel, Fenchel, Koriander und Anis. Hier können auch die beliebten Küchenkräuter Basilikum, Minze oder Petersilie eingesetzt werden. Wohl dosiert eignen sich auch Gewürze mit einem mild-scharfen Geschmack wie Oregano, frischer Ingwer oder Majoran.

Zu den Nahrungsmitteln, die das Qi bewegen, zählen insbesondere Artischocken, Fenchel, Grünkohl, Kohlrabi, Radieschen, Rettich, Sprossen, Stangensellerie, Pflaumen, Löwenzahn und Genmai Su, ein milder Reisessig.

Symptome einer Leber-Qi-Stagnation

- nervöse Anspannung, Stress
- Antriebslosigkeit, Müdigkeit
- Ungeduld, Reizbarkeit, Frustration, Ärger
- Stimmungslabilität mit plötzlichen Gefühlsausbrüchen
- depressive Verstimmung
- Gefühl der Einengung, nicht nur geistig-seelisch, sondern auch körperlich, enge Räume werden als unangenehm empfunden
- Kopfschmerzen
- Kloßgefühl im Hals, häufiges Räuspern und Seufzen
- Stauungsgefühl in der Brust, unter den Rippenbögen und in den Flanken
- Zwerchfellspannung, die ein tiefes Durchatmen erschwert, häufiges Seufzen
- verspannte Muskulatur
- wandernde Verspannungen und Schmerzen
- Völlegefühl im Oberbauch, Blähungen, Übelkeit
- Verstopfungsneigung oder ein Wechsel zwischen Verstopfung und Durchfall
- unregelmäßige Menstruation, Menstruationskrämpfe, PMS
- Erektionsstörungen, Libidomangel wegen großer Anspannung
- kalte Hände und Füße bei innerer Hitze

(Leber-)Blut-Mangel

Die Leber speichert das Blut und gibt es bei Bedarf ab. Sie hat die Aufgabe, zur richtigen Zeit am richtigen Ort genügend Blut zur Verfügung zu stellen. Das Blut hat aus Sicht der Chinesischen Medizin eine viel umfassendere Bedeutung, als nur als rote Flüssigkeit in den Gefäßen zu zirkulieren. Es versorgt alle Muskeln und Sehnen und nährt Haare, Nägel, Augen und auch das Herz. Vor allem aber fördert dieser kostbare Saft Ruhe und Besonnenheit, denn er »verankert den Geist«.

Bei einer Vielzahl von körperlichen und geistig-seelischen Symptomen spricht man in der TCM von einem (Leber-)Blut-Mangel. Die in einem Labor untersuchten Blutwerte können dabei durchaus noch im Normbereich liegen.

Frauen sind häufiger von einem Blut-Mangel betroffen als

Symptome eines (Leber-)Blut-Mangels

- innere Unruhe, Schwierigkeiten abzuschalten
- Gefühl der Überforderung, Erschöpfung, dünne Nerven
- Durchschlafstörungen, vor allem zwischen 1–3 Uhr nachts (Organuhrzeit der Leber)
- Konzentrationsschwäche, Benommenheit, Schwindel
- trockene, gerötete, juckende Augen
- verschwommenes Sehen, Lichtempfindlichkeit, Nachtblindheit
- Schwäche von Muskeln und Sehnen, Wadenkrämpfe
- Neigung zu Sehnenscheidenentzündung
- brüchige, glanzlose und flache Fingernägel
- stumpfe, spröde Haare, Haarausfall
- schwache oder ausbleibende Menstruation

Nahrungsmittel für den Blutaufbau

- Amaranth, Dinkel, Hirse, Quinoa, Süßreis, Weizen
- Azukibohnen, Erbsen, Kidneybohnen, Linsen, schwarze Bohnen
- fermentierte Sojabohnenprodukte wie Miso, Tofu
- Avocado, Fenchel, Karotten, Kürbis, Pastinaken, Rosenkohl, Rote Bete, Schwarzwurzeln, Sellerie
- grünes Gemüse und Salat: Bohnen, Brennnessel, Brokkoli, Brunnenkresse, Feldsalat, Grünkohl, Mangold, Petersilie, Rot- und Weißkohl, Spinat, Sprossen
- Sauerkraut und anderes milchsaures Gemüse
- Äpfel, alle Beeren, Aprikosen, Kirschen, Longanfrüchte, Pflaumen, rote Trauben
- Saft aus Johannisbeeren, Holunderbeeren, Roter Bete, roten Trauben
- getrocknete Früchte: Datteln, Feigen, Gojibeeren, Rosinen
- Haselnüsse, Kokosnuss, Maronen, Pinienkerne, schwarzer Sesam, Sonnenblumenkerne, Tahin
- Meeresalgen, Spirulina, Weizengras
- Eigelb, Huhn, Hühnersuppe oder Rindfleischbrühe, Leber, Rind
- Austern, Lachs, Plattfische, Thunfisch
- Kokosöl, Olivenöl, Nachtkerzenöl, Schwarzkümmelöl
- Melasse

Das Blut wird vor allem genährt durch regelmäßige warme Mahlzeiten, »saftig« zubereitet, wie Suppen, Eintöpfe und Kompott, und durch alles, was die innere Ruhe verstärkt: Mittagsschlaf, Entspannungsübungen und Meditation.

Männer, weil sie durch die Menstruation jeden Monat Blut verlieren. Als Ursachen kommen geistige oder körperliche Überarbeitung, übermäßiges Grübeln, Schlafmangel oder ein großer Blutverlust nach Unfällen oder einer Geburt infrage.

Häufig spielt jedoch die Ernährung eine zentrale Rolle: Bei einer minderwertigen Nahrung mit Tiefkühlkost, denaturierten Fertigprodukten oder mikrowellenerhitzten Gerichten kann der Körper nicht ausreichend Qi und Blut aufbauen. Auch zu scharfe Gewürze, hochprozentiger Alkohol und große Mengen an Kaffee, Schwarz- oder Grüntee wirken sich negativ aus, denn sie trocknen die Säfte im Körper aus. Andere Ursachen für einen Blutmangel sind kräftezehrender Leistungssport, häufige schweißtreibende Saunagänge und Rauchen. Auch eine vegetarische oder vegane Ernährung kann einen Blutmangel begünstigen, wenn sie nicht ausgewogen ist und zu wenig gekochte Speisen enthält.

Leberkur mit Bitterstoffen

Neben dem sauren und süßen hat auch der bitter-kühlende Geschmack einen unterstützenden Einfluss auf Leber und Gallenblase. Mit nach unten gerichteter Wirkung leiten bittere Kräuter wie Löwenzahn, Brennnessel, Schafgarbe oder Mariendistel innere Hitze und Feuchtigkeit aus. Zudem steigern sie die Magen- und Gallensaftsekretion und wirken appetitanregend, verdauungsfördernd und leicht abführend. Ihre basischen Eigenschaften hemmen eine Übersäuerung des Körpergewebes, die Schlackenstoffe können abgebaut und ausgeschieden werden. Leber-(entgiftungs-) und Blutreinigungskuren zur natürlichen Regeneration werden traditionsgemäß im Frühjahr, der Holz-Phase, gemacht. In dieser Zeit stehen Brennnesseln, Löwenzahn und Brunnenkresse zur Verfügung. Man kann daraus Tees, Kräutersuppen oder Salate zubereiten.

Alles Gute für die Leber

- Spüre die Freude, lebendig zu sein.
- Traue dich Neues auszuprobieren und Wege zu gehen, die vor dir noch niemand gegangen ist. Habe den Mut, Risiken einzugehen und auch Rückschläge einzustecken.
- Finde heraus, was du wirklich willst, und was du tun kannst, um das verwirklichen. Tue Dinge, die dich erfüllen und dein Selbstwertgefühl stärken.
- Betrachte dein Leben als dein eigenes Werk. Was immer du tust, liebe dich dafür, auch wenn du Fehler machst.
- Erlaube deine Gefühle und drücke sie aus: Enttäuschung, Ärger, Traurigkeit und Groll, genauso wie Freude und Begeisterung.
- Nimm dir täglich etwas Zeit, um zu spielen und ein wenig verrückt zu sein. Lade den *Leichtsinn* in dein Leben ein: erlaube dir immer wieder Dinge zu tun, die »unvernünftig« sind.
- Stehe zu deiner Meinung. Sage NEIN, wenn du ein NEIN fühlst. Habe den Mut, gegen etwas aufzubegehren, das dir nicht guttut oder sich nicht richtig anfühlt.
- Gib deiner Kreativität Raum. Probiere aus, welche schöpferischen Tätigkeiten dir Freude bereiten.
- Gib deinem Körper jeden Tag die Möglichkeit sich zu bewegen. Tue das spielerisch ohne Leistungsdruck. Tanze voller Freude. Wähle eine Sportart, die dir Spaß macht.
- Gehe so viel wie möglich nach draußen an die frische Luft. Genieße die Natur und tanke die grüne Farbe von Blättern und Bäumen auf.
- Erlaube dir immer wieder deine Stimme zu erheben und auch mal zu schreien.
- »Sei frech und wild und wunderbar!« *Astrid Lindgren*

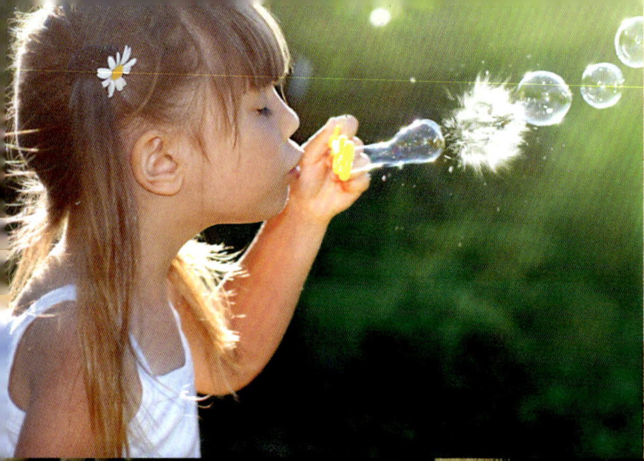
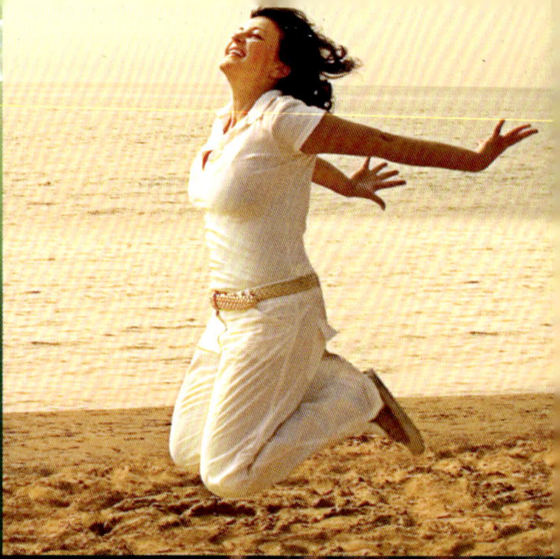
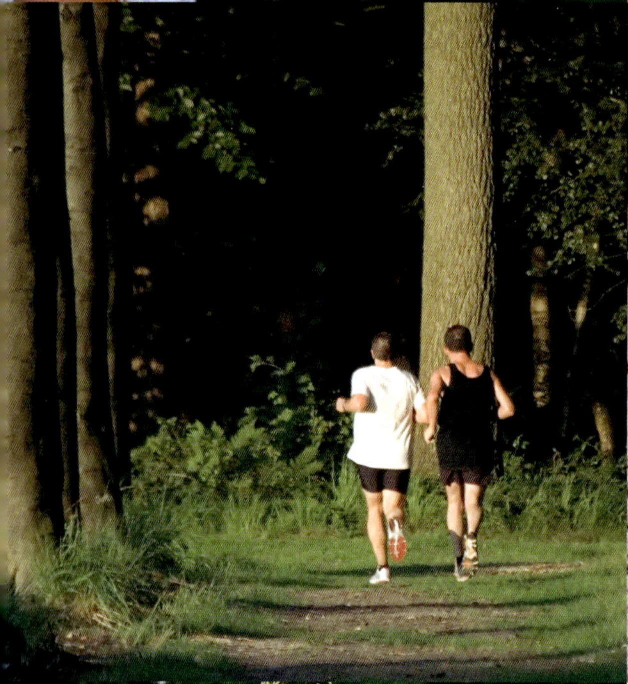
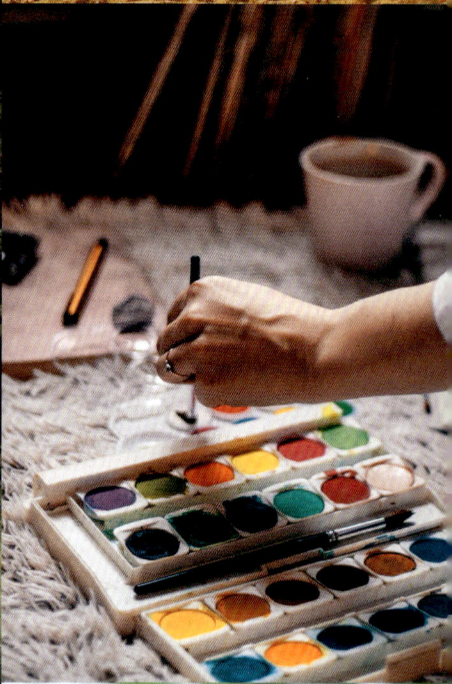
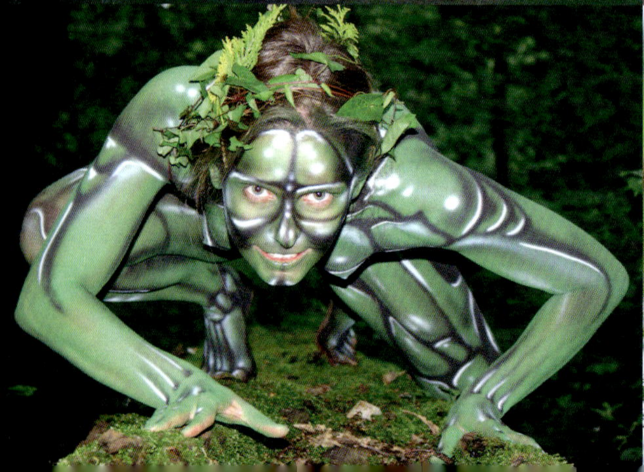
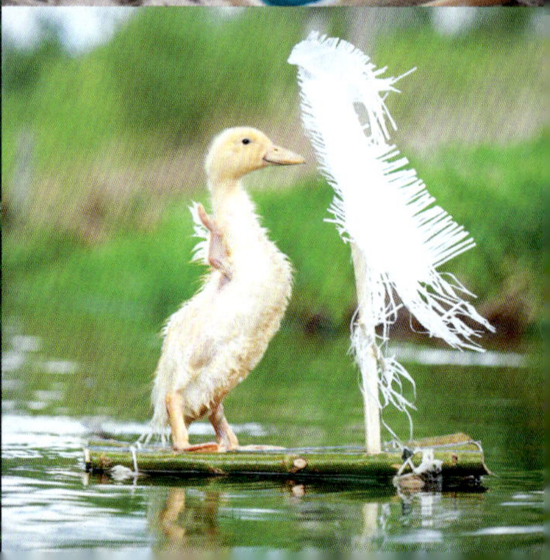

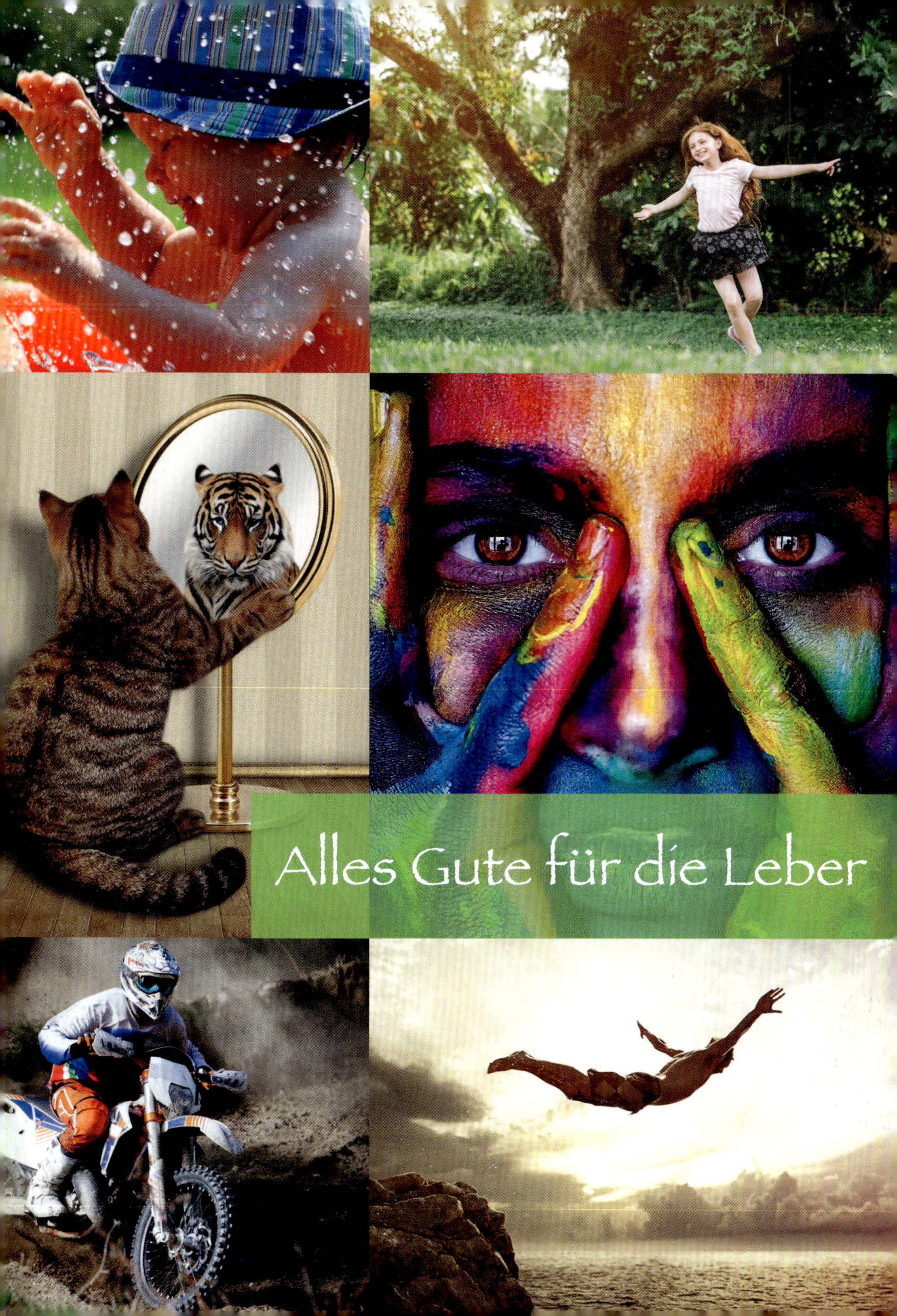
Alles Gute für die Leber

Über die Autoren

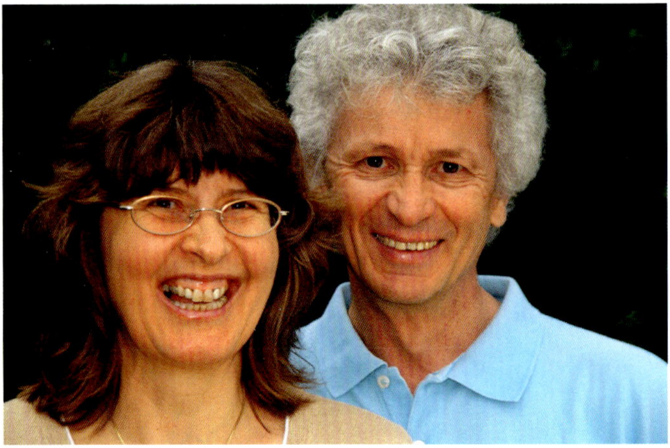

Sakina K. Sievers und Nirgun W. Loh sind Autoren zahlreicher Bücher zu den taoistischen Fünf Elementen, zu Shiatsu, Akupressur und Do-In, die inzwischen als Standardwerke in vielen körpertherapeutischen Fachausbildungen empfohlen werden. Leicht verständlich und anschaulich geschrieben, erfreuen sich ihre fundierten Bücher darüber hinaus immer größerer Beliebtheit bei interessierten Laien.

Gemeinsam leiten sie das ShenDo Institut und unterrichten Shiatsu und Akupressur. In ihrem wunderschönen Seminarhaus in Stellshagen nahe der Ostsee bieten sie Kurse für Gesundheit und Lebensfreude sowie Meditationsretreats an. Sie haben während ihrer langjährigen Aufenthalte in Indien östliche Heilmethoden studiert. Nirgun arbeitet seit vielen Jahren als Heilpraktiker mit Schwerpunkt Shiatsu und Chinesische Medizin.

Informationen über die Shiatsu-Ausbildung und die Seminare des ShenDo Instituts: **www.shendo-verlag-institut.de**